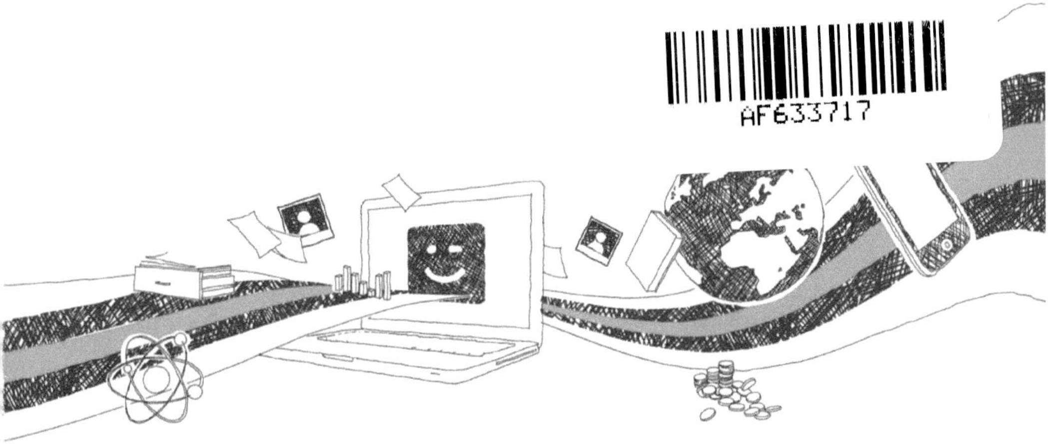

Susanne Bader

„Unsere Schule is(s)t gesund!" Gesundes Essverhalten fördern.

GRIN Verlag

Bibliografische Information der Deutschen Nationalbibliothek:

Die Deutsche Bibliothek verzeichnet diese Publikation in der Deutschen Nationalbibliografie; detaillierte bibliografische Daten sind im Internet über http://dnb.d-nb.de/ abrufbar.

Impressum:

Druck und Bindung: Books on Demand GmbH, Norderstedt Germany
ISBN: 978-3-640-38671-0

Dieses Buch bei GRIN:

http://www.grin.com/de/e-book/83317/unsere-schule-is-s-t-gesund-gesundes-essverhalten-foerdern

Universität Bielefeld

Weiterbildendes Fernstudium
Angewandte Gesundheitswissenschaften

Projektarbeit

„Unsere Schule is(s)t gesund!“

Projekt zur Förderung ernährungsbewussten Verhaltens sozial benachteiligter Jugendlicher

Vorgelegt von: Susanne Bader

Vorgelegt am: 22.11.2004

Inhaltsverzeichnis

Einleitung

Innerhalb meines beruflichen Tätigkeitsfeldes – der Beratung von Menschen mit Diabetes – begegnen mir viele Menschen, die durch eine gesundheitsförderliche Ernährungsweise zu einer Verbesserung ihres Wohlbefindens, ihrer gesundheitlichen Situation und der Minimierung der Entstehung von Begleiterkrankungen beitragen könnten. Es zeigt sich jedoch immer wieder, wie schwer es ist, durch jahrelange Gewohnheiten verfestigte, gesundheitsabträgliche Verhaltensmuster zu verändern.
Erschwerend kommt hinzu, dass gesundes Essverhalten selten unmittelbar spürbare positive Konsequenzen nach sich zieht, sondern ganz im Gegenteil häufig mit Einschränkung und Verzicht einhergeht. Die Entstehung von Krankheiten wird zudem oftmals nicht direkt mit dem eigenen Ernährungsverhalten in Verbindung gebracht. Dazu kommen das Überangebot an Nahrungsmitteln und Speisen und die abnehmende Notwendigkeit von kochtechnischen Fertigkeiten durch fertige Speisenangebote, die nahezu rund um die Uhr zugänglich sind (vgl. auch Pudel 2004).
Motive für das Essverhalten sind äußerst vielschichtig. Im Vordergrund stehen keine rationalen, sondern emotionale Beweggründe, wie Geschmack, Hunger, Sättigung, Angebot, Präferenzen, Gewohnheiten, Traditionen (vgl. auch Pudel 2004).
Nach Pudel (2004) ist „Essverhalten ein überwiegend durch Bedürfnisse emotional reguliertes Verhalten, das durch kognitiv-rationale Argumente wenig (oder nicht) beeinflusst wird" (S.113).
Da sich Ernährungsgewohnheiten bereits frühzeitig verfestigen und im Erwachsenenalter schwer modifizierbar sind (Pudel 2004), sowie finanzielle und zeitliche Ressourcen für Ernährungsaufklärung knapp bemessen sind, ist es naheliegend, zielgruppenorientiert bei der Gruppe der Kinder und Jugendlichen anzusetzen, um eine größtmögliche Effektivität zu erzielen.
„Die Idee von New Public Health ist „think upstream", also den Fluss hinaufzugehen und herauszufinden, wo die Ursachen liegen und dann – wo immer es möglich ist – zu verhindern, dass Menschen in den Fluss fallen" (Bertelsmann 2003, S.28).

Abweichend von den traditionellen, kognitiven Formen der Ernährungsaufklärung und –erziehung will das Projekt mit den Methoden Partizipation, Ressourcenorientierung, Empowerment und Praxisorientierung einen Beitrag zur Verbesserung des Ernährungs- und Essverhaltens Jugendlicher leisten und im Sinne einer ganzheitlichen Gesundheitsförderung an deren lebensweltlichen Bezügen und Ausgangsbedingungen ansetzen. Dem Aspekt der sozialen Ungleichheit und der daraus resultierenden Ungleichheit in der Wahrnehmung gesundheitlicher Chancen wird in diesem Projekt besondere Bedeutung beigemessen[1].

1. Problemaufriss

1.1 Ernährungssituation in Deutschland

Anhand des Ernährungsberichtes der DGE aus dem Jahr 2000 lassen sich Trends im Ernährungsverhalten der deutschen Bevölkerung ermitteln.
Trotz regionaler Unterschiede im Verzehr von Lebensmitteln ist die Energie- und Nährstoffzufuhr bundesweit annähernd gleich.
Betrachtet man die einzelnen Nährstoffe, so ist beim Fettverzehr zwar ein Rückgang zu verzeichnen, jedoch sind die empfohlenen Mengen von 30% der Gesamtenergie mit 34% bei

[1] Im gesamten Text werden zur besseren Lesbarkeit bei der Nennung von Personengruppen die männlichen Formen benannt, mit Ausnahme bei der Darstellung geschlechtsspezifischer Unterschiede.

der weiblichen und 33% bei der männlichen Bevölkerung noch nicht erreicht. Zudem überwiegt hier der Anteil der ungünstigen (d.V.), gesättigten Fette. Die Proteinzufuhr ist ausreichend, die Kohlenhydratzufuhr zu gering, vor allem was den Anteil von Polysacchariden betrifft. Auch die durchschnittliche Zufuhr von Alkohol ist reduzierungsbedürftig. Die Deckung des Vitaminbedarfs wird überwiegend erreicht (mit Ausnahme der Folsäure), bei den Mineralstoffen wird die Calciumversorgung, trotz Anstiegs des Verzehrs an Joghurt und Käse in keiner Altersgruppe gewährleistet (DGE 2000; Mensink et al. 2002).
Trotz eines reichhaltigen, qualitativ hochwertigen und von hoher Sicherheit gekennzeichneten Lebensmittelangebots in Deutschland und trotz der Tatsache, dass sich ein zunehmender Anteil der Bevölkerung mit seinem Ernährungsverhalten auseinandersetzt, gibt es gesundheitliche Probleme, die auf ein ungünstiges Ernährungsverhalten zurückzuführen sind (Mensink 2002).

Dabei hängt ein mehr oder weniger gesundes Essverhalten von der Zugehörigkeit zu einer gesellschaftlichen Gruppe oder von der sozialen Lage ab. Geschlecht, das Ernährungswissen, Geschmack- und Ernährungseinstellungen, Bildung, Einkommen und Klasse sowie die Familien und Haushaltssituation sind Faktoren, die das Ernährungsverhalten in unterschiedlicher Weise beeinflussen (BZgA 2003a).

Eine energetisch über den Bedarf hinausgehende Ernährung führt zu Übergewicht, das wiederum zahlreiche andere Erkrankungen nach sich zieht. So sind in Deutschland nahezu 70% der Männer und ca. 50% der Frauen übergewichtig (BMI $\geq$ 25 kg/m²). Ca. 20 % der Bevölkerung haben einen BMI $\geq$ 30 kg/m² und gelten somit als adipös (Mensink 2002). Neben dem Ernährungsverhalten sind es vor allem die genetische Disposition, zunehmende Bewegungsarmut sowie psychische, soziale und umweltbedingte Faktoren, die die Entstehung von Übergewicht begünstigen (Benecke, Vogel 2003).

Erkrankungen wie Hypertonie, Diabetes mellitus, Fettstoffwechselstörungen und Osteoporose werden in einem direkten Zusammenhang mit Über- oder Fehlernährung oder einem Nährstoffmangel gesehen. Die Prävalenz dieser Erkrankungen ist steigend (Mensink 2002).
Da Therapien der Adipositas meist wenig effektiv und gleichzeitig kostenintensiv sind, kommt einer frühen Förderung einer gesundheitsbewussten Ernährung eine besondere Bedeutung zu (Benecke, Vogel 2003).

1.2 Ernährungssituation von Kindern und Jugendlichen

1.2.1 Allgemeine Datenlage

Die Erhebung von Daten zum Ernährungsverhalten von Kindern und Jugendlichen in Deutschland ist bislang defizitär. Die bisherigen Ergebnisse beziehen sich auf regional begrenzte Studien (vgl. Kersting et al. 2004; DGE 2000), oder auf ein spezielles Umfeld.
Die letzte nationale Verzehrsstudie liegt 15 Jahre zurück.
Insgesamt zeigt sich für Deutschland noch ein erheblicher Bedarf an Forschung und relevanten Daten und der wissenschaftlichen Begleitung von Projekten, um der zunehmend problematischen Ernährungssituation von Kindern und Jugendlichen wirkungsvoll begegnen zu können.
Eine Erhebung bundesweiter Verzehrsdaten von Kindern und Jugendlichen im Rahmen des Kinder- und Jugendgesundheitssurveys (KIGGS)[2] soll dieses Defizit beseitigen. Eine

[2] Start 2003, Dauer drei Jahre

Koppelung dieser Ergebnisse mit weiteren Gesundheitsdaten des Surveys könnte die Erforschung der Zusammenhänge zwischen Essgewohnheiten und verschiedenen Gesundheitsparametern vorantreiben (Mensink, Burger 2004)
Auch die zu einer Bewertung der Situation und daraus resultierenden Strategien zur Verbesserung notwendigen wissenschaftlich basierten Referenzwerten für den Nährstoffbedarf sind lückenhaft (Koletzko et al. 2004).

1.2.2 Verzehrsverhalten von Kindern und Jugendlichen

In den folgenden Ausführungen werden drei aktuelle Studien zur Analyse der Ernährungssituation von Kindern und Jugendlichen herangezogen:

- DONALD-Studie
- HBSC-Studie (Health Behaviour in School-aged Children)
- Studie des Institutes für Kulturwissenschaften der Uni Leipzig zum Ernährungsverhalten Jugendlicher im Kontext ihrer Lebensstile

Die DONALD-Studie[3], die seit 1985 am Dortmunder Forschungsinstitut für Kinderernährung durchgeführt wird, zeigt die Ernährung von Kindern und Jugendlichen anhand des Lebensmittelverzehrs auf, stellt altersabhängige Verzehrsmuster und längerfristige Trends der Ernährung dar und beurteilt diese im Zusammenhang mit der optimierten Mischkost[4] (Kersting et al. 2004).
So liegt laut einer Zusammenfassung der DONALD-Studie von Kersting et al. (2004) im Bundesgesundheitsblatt der Verzehr von Brot und Getreide in allen Altersgruppen unter dem empfohlenen Verzehr und trotz der Tatsache, dass die Präferenz für Vollkornbrot (aus fein gemahlenem Vollkornmehl) genauso hoch ist wie die für Weiß- und Graubrot ist der Anteil mit 20% eher marginal. Auch bei Nudeln und Reis sind Vollkornprodukte eher selten.
Obst nimmt einen deutlich höheren Stellenwert ein als Gemüse, allerdings nur unter der Einbeziehung von Obstsäften. Ansonsten bleibt der Verzehr von Obst genauso wie der von Gemüse deutlich hinter den Empfehlungen zurück.
Bei der Verzehrshäufigkeit von Milch- und Milchprodukten lässt sich eine geschlechtsspezifische Tendenz erkennen. Mädchen nehmen weniger Milchprodukte zu sich, achten aber mehr auf den Fettgehalt.
Was die gesamte Fettzufuhr betrifft, ist der Trend zu einem übermäßigen Fettverzehr in langfristigen Beobachtungen eher rückläufig. Ähnlich wie bei den Erwachsenen (vgl. 1.1) wird die empfohlene Zufuhr aber noch deutlich überschritten. Hochwertigen Speisefetten kommt eine untergeordnete Rolle zu (Kersting et al. 2004).
Die in der optimierten Mischkost sogenannten geduldeten Lebensmittel (zuckerreiche Produkte wie Süßigkeiten, Gebäck, Brotaufstriche...) haben bis zum Alter von 14 Jahren eine steigende Tendenz, die Verzehrshäufigkeit von Fastfood nimmt mit zunehmendem Alter zu.
Die Getränkeauswahl ist insgesamt günstig, allerdings ist mit zunehmendem Alter ein steigender Verzehr von süßen Getränken zu beobachten. Die Trinkmengen bleiben jedoch in allen Altersgruppen hinter den Empfehlungen zurück (ebda.).

Insgesamt lässt sich anhand dieser Studie feststellen, dass die Ernährung der befragten Kinder und Jugendlichen in einigen Bereichen erheblich von den Empfehlungen der optimierten Mischkost abweicht, wobei das Verzehrsverhalten der weiblichen Teilnehmer noch eher den Empfehlungen entspricht, als das der männlichen (ebda.).

[3] Nähere Informationen zur DONALD-Studie unter http://www.fke-do.de/index.html
[4] Nähere Informationen zur Optimierten Mischkost unter http://www.fke-do.de/empfehl/optmisch.html

Nachfolgend werden die wesentlichen Faktoren dargestellt, die mit mehr oder weniger günstigen Ernährungsgewohnheiten in Verbindung gebracht werden.

1.2.3 Einflüsse auf das Ernährungsverhalten Jugendlicher

Die folgende Darstellung konzentriert sich überwiegend auf die Gruppe der Jugendlichen im Alter von ca. 11-16 Jahren, da der Fokus des Projektes auf diese Zielgruppe gerichtet ist.

Die empirische HBSC-Studie[5], eine internationale Vergleichsstudie in Zusammenarbeit mit der WHO zeigt in ihren Untersuchungsergebnissen die Bedingungen der Entwicklung gesundheitsrelevanter Einstellungen und Verhaltensweisen Jugendlicher auf und möchte zu deren Verständnis beizutragen. Sie liefert aktuell Daten zu Zusammenhängen von riskantem Ernährungsverhalten und Übergewicht mit sozialer Lage, Bildungsgrad (Schulform) und Lebensgewohnheiten Jugendlicher zwischen 11 und 15 Jahren.
Die Studie des Institutes für Kulturwissenschaften der Uni Leipzig befasst sich – unterstützt und gefördert durch die BZgA - mit jugendlichen Ernährungsweisen (Altersgruppe 13-16 Jahre) im Zusammenhang mit deren Lebensstilen (vgl. auch BZgA 2003a). Mit den Ergebnissen dieser Studie sollen insbesondere Ansatzpunkte für gesundheitliche Aufklärung abgeleitet werden.
Bei den genannten Studien wurden standardisierte Fragebögen und Interviewtechnik eingesetzt. Die Ergebnisse basieren auf selbstberichteten Daten.

Die HBSC-Studie weist einen signifikanten Zusammenhang von Übergewicht mit körperlicher Aktivität, mit einem regelmäßigen Mahlzeitenrhythmus und mit der sozialen Lage[6] nach.
Anhand verschiedener Untersuchungsergebnisse (nach Alter, nach Geschlecht, nach Alter und Geschlecht) lässt sich zusammenfassen, dass etwa 5-6% der Mädchen und 7-10% der Jungen in der Altersgruppe von 11-15 Jahren als übergewichtig[7] einzustufen sind (Zubrägel, Settertobulte 2003).
Übergewichtige Jugendliche bewegen sich durchschnittlich weniger als ihre normal- und untergewichtigen Altersgenossen. Insgesamt sind Jungen körperlich aktiver.
Auch die Ernährungsroutinen haben einen bedeutenden Einfluss auf die Entstehung von Übergewicht (ebda.).
Auffällig ist beispielsweise die Zahl der Jugendlichen der Teilstudie aus Hessen, die nur unregelmäßig frühstücken. Im Rahmen der Befragung gaben nur 61,4% an, an jedem Schultag ein Frühstück einzunehmen. Hingegen gaben 20,3% der Jugendlichen an, an Schultagen nie zu frühstücken. Unterscheidet man die Ergebnisse weiter nach Schulform, so ergibt sich ein deutliches Gefälle, d.h. bei Schülern an Hauptschulen ist die Zahl derer, die generell ohne Frühstück zur Schule kommen um ca. 10% höher als bei Schülern an Gymnasien (vgl. Tabelle 1 im Anhang, HBSC Hessen 2002).
Nach Zubrägel und Settertobulte (2003) besteht ein deutlich erhöhtes Risiko zu Übergewicht für Jugendliche, die keine regelmäßigen Mahlzeiten zu sich nehmen.

[5] Detaillierte Informationen zur HBSC-Studie unter www.hbsc.org. , Informationen zu Stichproben und Methoden in: Jugendgesundheitssurvey 2003, Juventa Verlag, S.11-18
[6] vgl. zur Klassifizierung der sozialen Lage: Klocke, Becker (2003): Die Lebenswelt Familie und ihre Auswirkungen auf die Gesundheit von Jugendlichen, Kap. 5 in: Jugendgesundheitssurvey, Juventa Verlag Weinheim und München, S.183-241
[7] Die Klassifikation des Gewichtsstatus orientiert sich an den BMI Perzentilen von Kromeyer-Hauschild et al. (2001): Perzentile für den Body-mass-Index für das Kinder- und Jugendalter unter Heranziehung verschiedener deutscher Stichproben. In Monatszeitschrift Kinderheilkunde, 8, 149, 807-818

„Einer der statistisch auffälligsten Prädiktoren für das Auftreten von Übergewicht ist in den westlichen Industriegesellschaften die soziale Lage der Familie" (Zubrägel, Settertobulte 2003, S.170). Es konnte nachgewiesen werden, dass mit abnehmendem sozialen Status das Übergewicht von Jugendlichen ansteigend ist. Doch scheint die soziale Lage nicht der alleinige beeinflussende Faktor zu sein, sondern vielmehr die Tatsache, dass bei Jugendlichen in unteren sozialen Schichten möglicherweise viele Faktoren zusammenkommen, die einen Effekt auf die Entstehung von Übergewicht haben (ebda.).

Ein statistisch signifikanter Zusammenhang zwischen der Verzehrshäufigkeit von ungesunden Nahrungsmitteln und der Entwicklung von Übergewicht konnte im Rahmen dieser Studie nicht nachgewiesen werden. Umgekehrt konnte in der regionalen Befragung in Sachsen auch kein Einfluss durch den Verzehr sogenannter gesunder Nahrungsmittel auf das Körpergewicht festgestellt werden (ebda.).
Auch ein direkter Zusammenhang zwischen der Dauer des Fernsehkonsums und der Begünstigung von Übergewicht ist anhand der Ergebnisse dieser Studie nicht feststellbar, wobei nicht ausgeschlossen wird, dass mit einem vermehrten TV-Konsum auch ein erhöhter Konsum von ungesunden Lebensmitteln einhergeht (ebda.)

Ein Einfluss auf das Ernährungsverhalten zeigt sich auch in der Betrachtung der Körperwahrnehmung. Die Einschätzung des eigenen Körpers entspricht bei den Jugendlichen nicht immer der Realität. So halten sich besonders Mädchen, die normalgewichtig sind für zu dick. Umgekehrt sind bei den übergewichtigen Mädchen nur selten Fehleinschätzungen zu finden (Zubrägel, Settertobulte 2003).
Bei den männlichen Jugendlichen waren es dagegen 18% der Übergewichtigen die sich als normalgewichtig einschätzten.
Immerhin hielten sich auch hier 11,6% der untergewichtigen Jungen für zu dick.
Aufgrund dieser subjektiven Einschätzungen kommt es häufig zu einem Diätverhalten, das sich entweder in einer positiven Veränderung des Essverhaltens hin zu gesundheitsbewussterer Ernährung oder aber in vielen Fällen in einer gesundheitsriskanten Verhaltensweise ausdrückt (von Weglassen von Mahlzeiten, strikter Kalorienbegrenzung bis hin zu einem herbeigeführten Erbrechen nach den Mahlzeiten) (ebda.).

Den Ergebnissen der Studie der Universität Leipzig zufolge haben die Lebensstile der Jugendlichen – neben anderen Faktoren, wie dem Geschlecht, dem Ernährungswissen und der Einstellung zur Ernährung - den stärksten Einfluss auf das Ernährungsverhalten.
Es erfolgte eine Einteilung in verschiedene Lebensstilsschemata[8].
Demnach gibt es jugendliche Lebensstile, die einer gesunden Ernährung eher förderlich sind und andere, die einer gesunden Ernährung eher abträglich sind (BZgA 2003a).
So ist zum Beispiel ein sportorientierter Lebensstil mit geringen Präferenzen für TV-Konsum häufiger mit dem Verzehr von gesunden Nahrungsmitteln gekoppelt, während ein fernsehorientierter Lebensstil mit dem bevorzugten Verzehr von Softdrinks einhergeht.
Eine außerhäusliche Spannungsorientierung mit vermehrten Aktivitäten im Bereich Disco, Kneipe, Kino, Musik und engen Bindungen an die Peer-Gruppe ist laut Ergebnissen der Studie verknüpft mit einem vermehrten Verzehr an Softdrinks, Süßigkeiten, Fastfood und Alkohol.
Die innerhäusliche Spannungsorientierung mit Präferenzen u.a. für Videos, Computerspiele, Internet geht einher mit einem vermehrten Konsum an Fleisch, Softdrinks, Süßigkeiten und Snacks (ebda.).

[8] Zur differenzierteren Erläuterung der jugendlichen Lebensstile vgl. BZgA 2003, S.25-33

Das Ernährungsverhalten von Jugendlichen wird demnach von vielen Faktoren beeinflusst, die überwiegend im Kontext des Lebensumfeldes und der Lebensstile zu finden sind.
Gerade die besonders vulnerable Phase der Pubertät, die mit Abgrenzungen vom Elternhaus, Orientierungen an den Peer-Gruppen und einer verstärkten Entwicklung der eigenen Identität einhergeht, wird mit riskanten Ernährungsgewohnheiten und gesundheitsschädigenden Verhaltensweisen in Verbindung gebracht (Zubrägel, Settertobulte 2003; vgl. auch Pinquart, Silbereisen 2004).
„Die physischen, psychischen und sozialen Veränderungen dieser Phase haben einen unmittelbaren Einfluss auf das Essverhalten und die Ernährungsgewohnheiten der Jugendlichen" (Zubrägel, Settertobulte 2003, S.160).

1.2.4 Folgen

Ungesundes Ernährungsverhalten Jugendlicher hat zunächst einen direkten Einfluss auf das aktuelle Befinden.
Heseker und Beer (2004) beschreiben die Problematik wie folgt: Fehlende Mahlzeiten führen u.a. zu Leistungs- und Konzentrationsschwächen, fett- und kalorienreiche Mahlzeiten zu postprandialer Müdigkeit. Dies trifft besonders für Jugendliche zu, die ohne Frühstück zur Schule gehen und/oder sich auf dem Weg zur Schule oder in der Pause einen Ersatz beschaffen, der in den seltensten Fällen den ernährungsphysiologischen Anforderungen entspricht.
Ein ungünstiges Trinkverhalten – 11,6% der Schüler trinken nie oder nur selten etwas zum Frühstück, während des Schulbesuchs trifft das sogar auf 23,9 % zu - kann zu körperlichen und geistigen Beeinträchtigungen führen.
Eine ständig über den tatsächlichen Bedarf hinausgehende Kalorienzufuhr in Verbindung mit geringen körperlichen Aktivitäten begünstigt die Entstehung von Übergewicht (ebda.).
Dies kann zu riskantem Diätverhalten und dem Weglassen von Mahlzeiten führen, was wiederum einen Einfluss auf die Konzentrations- und Leistungsfähigkeit hat (Zubrägel, Settertobulte 2003).
Für die betroffenen Jugendlichen haben Übergewicht und Adipositas zudem erhebliche Auswirkungen auf das subjektive Gesundheitsbefinden wie auch auf die Häufigkeit von auftretenden Gesundheitsstörungen. Zugleich sind sie verbunden mit einer Abnahme des Selbstwertgefühls. „Unter den Mädchen korreliert das Selbstwertgefühl linear mit dem Gewichtsstatus" (ebda., S.174). Es ist bei übergewichtigen Mädchen deutlich geringer. Jungen haben dagegen insgesamt ein höheres Selbstwertgefühl, das bei Übergewichtigen aber graduell niedriger ausgeprägt ist.
Übergewichtige Jugendliche erleben häufiger eine soziale Ausgrenzung in Form von Mobbing.
Eine Einschränkung der Lebensqualität bei Jugendlichen mit Übergewicht wird durch die Daten der HBSC-Studie deutlich (ebda. 2003).

Langfristig gesehen hat ein gesundheitsabträgliches Ernährungsverhalten Jugendlicher, besonders, wenn es mit der Entstehung von Übergewicht und Adipositas verbunden ist, ein erhöhtes Risiko für die Entstehung zahlreicher Krankheiten zur Folge.
Dazu gehören u.a. Bluthochdruck, koronare Herzkrankheiten, Diabetes mellitus Typ 2 und Fettstoffwechselstörungen[9].
So begünstigt allgemeine Fehlernährung u.a. die Manifestation von Fettstoffwechselstörungen, die in Form von erhöhten Cholesterinwerten bereits bei 40% der Erwachsenen auftreten. „Fettstoffwechselstörungen gelten als zentraler Risikofaktor für die

[9] Eine detaillierte Beschreibung der Begleit- und Folgeerkrankungen von Übergewicht und Adipositas findet sich in Heft 16 des Robert Koch Institutes (2003): Übergewicht und Adipositas (S.15-18)

Entstehung von Herz-Kreislauf-Erkrankungen, die in den westlichen Industrieländern etwa die Hälfte der Todesfälle verursachen" (DGE 2004, S. V/1.1).
Zudem ist die Wahrscheinlichkeit, dass ein fettleibiges Kind auch im Erwachsenenalter adipös bleibt mit bis zu 50% enorm hoch und steigt weiter an, wenn das Übergewicht noch nach der Pubertät besteht (Debuis 2002).

1.3 Ernährungsbildung

Die Praxis der Gesundheits- und auch der Ernährungsbildung in unseren Schulen sowie die Berücksichtigung in den Lehrplänen ist seit Jahren Gegenstand der Kritik" (Heseker, Beer 2004, S.243; vgl. auch DGE 1972).
Im Rahmen des Forschungsprojektes EiS (Ernährung in Schulen)[10] wurden 1999-2001 von der Universität Paderborn u.a. Analysen von Lehrplänen und Schulbüchern vorgenommen.

Während in den Grundschulen das Thema Ernährung in den Sachkundeunterricht eingebettet ist, wird es mit Beginn der Sekundarstufe u.a. den Fächern Hauswirtschaft und Biologie zugeordnet. Der hauswirtschaftliche Unterricht steht aufgrund der Wahlmöglichkeiten in Konkurrenz zu anderen Fächern und erreicht somit nicht alle Schüler und Schülerinnen.
In bezug auf die einzelnen Bundesländer und die einzelnen Schulformen gibt es hinsichtlich des ernährungsbezogenen Unterrichts keine Kontinuität. Die in den Lehrplänen noch breite Auswahl zum Thema Ernährung findet oftmals keinen Eingang in den realen Schulalltag und ein Fachlehrermangel auf diesem Gebiet trägt nicht zur Besserung der Situation bei (Heseker, Beer 2004).
Hinzu kommt, dass der Ernährungsunterricht in Schulen weiterhin vorwiegend auf kognitive Wissensvermittlung ausgerichtet ist, was weder den wissenschaftlichen Erkenntnissen, noch den Bedürfnissen der Schüler und Schülerinnen gerecht wird.
Durch diese Art der Vermittlung werden weder signifikante Verhaltensänderungen erzielt, noch wird der Förderung von Partizipation, Eigenverantwortlichkeit und Handlungskompetenz Rechnung getragen. Der dringend erforderliche Bezug von Theorie und Praxis scheitert häufig an den vorherrschenden Bedingungen, wie z.B. der mangelnden Anerkennung des Fachs Hauswirtschaft und dem Mangel an geeigneten Räumlichkeiten (ebda.).

Ein weiteres Defizit zeigt sich in der Darstellung der Thematik in den Schulbüchern. So werden z.B. in den Schulbüchern für den hauswirtschaftlichen Unterricht neue Erkenntnisse gar nicht oder nur unzureichend berücksichtigt, Zusammenhänge fehlerhaft dargestellt und Ernährungsirrtümer verbreitet. Die Bücher des Biologieunterrichtes weisen nur eine begrenzte Themenauswahl auf und sind u.a. im Bezug auf anwendungsbezogenen Themen fehlerhaft (Heseker 2001).

2. Entwicklung der Fragestellung

2.1 Handlungsbedarf

In der Deklaration der WHO von Alma Ata von 1978 wird Gesundheit als ein grundlegendes Menschenrecht dargestellt. Ziel ist das Erreichen eines bestmöglichen Gesundheitszustandes[11].

[10] gefördert vom BMVEL (Bundesministerium für Verbraucherschutz, Ernährung und Landwirtschaft)
[11] vgl. Hierzu: Declaration of Alma Ata 1978: http://www.who.int/hpr/NPH/docs/declaration_almaata.pdf

Im Sinne der Ottawa-Charta ist es Ziel der Gesundheitsförderung, „allen Menschen ein höheres Maß an Selbstbestimmung über ihre Gesundheit zu ermöglichen und sie damit zur Stärkung ihrer Gesundheit zu befähigen" (WHO 1993, S. 182).
Neben den Forderungen der WHO machen die demografische Entwicklung, das veränderte Morbiditätsspektrum mit der Zunahme chronischer Erkrankungen und die dadurch bereits eingetretenen oder in steigendem Maße noch zu erwartenden Beeinträchtigungen für die Gesundheit der Bevölkerung und für das Individuum (vgl. Bertelsmann 2003) ein Handeln erforderlich.
Trotz zunehmender finanzieller Aufwendungen im Rahmen der kurativen Medizin werden bislang nur geringfügige Verbesserungen des allgemeinen Gesundheitszustandes der Bevölkerung festgestellt (Bertelsmann 2003). Dies bestärkt die Forderung nach einem Umdenken und Handeln in Richtung Gesundheitsförderung und Prävention.
Erwiesenermaßen werden bereits in jungen Jahren die Weichen für die gesundheitliche Entwicklung im Erwachsenenalter gestellt.
„Kinder und Jugendliche stellen in Deutschland zwar eine weitgehend gesunde Population dar, die sind jedoch aus gesundheitswissenschaftlicher Perspektive als eine vulnerable Gruppe zu betrachten, die in bezug auf ihre gesundheitlichen Risiken und gesundheitsfördernden Potenziale beobachtet werden muss" (Schubert et al. 2004, S.12; vgl. auch BMGS 2003).
Die Ernährung spielt bei dieser Entwicklung – als Mitverursacher vieler Krankheiten eine wesentliche Rolle.
Gerade in der Kindheit und Jugend verfestigen sich Ernährungsverhaltensmuster, die in späteren Jahren stabil bleiben (vgl. Naidoo, Wills 2003). „Eine gelungene Verhaltensbeeinflussung jugendlichen Ernährungsverhaltens würde daher schwierige Umlernprozesse im Erwachsenenalter vermeiden helfen" (Pott 2003, Vorwort).

Der Problemaufriss lässt eine vielschichtige Problematik erkennen:
Das Ernährungsverhalten Jugendlicher hat sofortige und langfristige Folgen für die gesundheitliche Situation der Jugendlichen und somit auch für die zukünftigen Erwachsenen und die Gesamtbevölkerung.
Die Ursachen dieses Verhaltens sind nicht auf einzelne Faktoren zurückzuführen, sondern multifaktoriell.
Es besteht ein erkennbarer Zusammenhang zwischen sozialer Lage und gesundheitlichem Verhalten.
Die derzeit praktizierte Ernährungsbildung in Schulen ist hinsichtlich Stellenwert, Methodik und Wissensgrundlagen defizitär und entspricht in weiten Teilen nicht den aktuellen Anforderungen.

Im Hinblick auf die gesundheitswissenschaftliche Relevanz des geplanten Projektes stellen sich folgende Fragen:

- Inwieweit kann im Setting Schule zur Verbesserung der Ernährungssituation Jugendlicher und somit der gesundheitlichen Situation der Bevölkerung beitragen und den oben genannten Forderungen der WHO gerecht werden?
- Können im Rahmen eines Schulprojektes die Lebensbedingungen und die multifaktoriellen Ursachen für das gesundheitsabträgliche Ernährungsverhalten Jugendlicher angemessen berücksichtigt werden?
- Kann mit dem Projekt ein Beitrag zur Förderung gesundheitlicher Chancengleichheit geleistet werden?
- Kann das Projekt zur Verbesserung der Ernährungsbildungssituation der Interventionsschule beitragen? Ist eine Übertragung auf andere Schulen möglich?

- Stellt das Projekt einen Schritt auf dem Weg zur gesundheitlichen Gestaltung des Lebensraums Schule dar, kann es mit anderen gesundheitsfördernden Projekten kombiniert werden und zu einer Vernetzung mit anderen Einrichtungen führen?

2.2 Handlungsfelder

Weitere Fragestellungen ergeben sich hinsichtlich der Handlungsfelder:

- Bei welchen Zielgruppen unter den Jugendlichen ist eine Veränderung am notwendigsten und effektivsten?
- Wie können diese Zielgruppen am besten erreicht werden?
- Welche Besonderheiten sind bei Interventionen zu berücksichtigen?
- Welche Kooperationspartnerschaften erweisen sich als sinnvoll?

Nachdem bereits festgestellt wurde, dass Jugendliche[12] eine geeignete Zielgruppe für Gesundheitsförderung und Prävention – insbesondere im Bezug auf das Ernährungsverhalten – darstellen, ist nun die Frage, ob es für spezielle Zielgruppen einen besondern Handlungsbedarf gibt:
Zahlreiche Veröffentlichungen weisen immer wieder auf sozial benachteiligten Jugendliche als besonders gefährdete Gruppe hin (vgl. BZgA 2003a; Zubrägel, Settertobulte 2003; Klocke 2001; Kolip 2004; Heseker, Beer 2004).
Allerdings gibt es zu diesen Zusammenhängen nur wenige Studien in Deutschland (Kolip 2004). Die Vorhandenen zeigen jedoch einheitlich, „dass die Prävalenzraten für Adipositas und Übergewicht in sozial benachteiligten Gruppen höher sind, wie auch das Ernährungsverhalten in diesen Gruppen ungünstigere Muster aufweist" (ebda, S.237).
Heseker und Beer (2004) sehen ein besonderes Defizit der Ernährungsqualität, vor allem im Kontext von Hauptschulen und Schulen in Stadtteilen mit besonderem Erneuerungsbedarf.
Klocke (2001) weist im Rahmen der Gesundheitsberichterstattung des Bundes auf ein riskantes Ernährungsverhalten im Zusammenhang mit Armut hin, das wiederum auf eine „ungünstigere Gesundheitsbiografie der Kinder und Jugendlichen aus Armutsfamilien" erwarten lässt" (ebda., S.10).
Das geplante Projekt will diese Aspekte aufgreifen und soll aus diesem Grund in einem sozial benachteiligten Stadtteil durchgeführt werden.

Daran schließt sich notwendigerweise die Frage nach der Erreichbarkeit dieser Zielgruppe an:
Um möglichst viele sozial benachteiligte Jugendliche zu erreichen bietet sich besonders das Setting Schule an. Deren Erreichbarkeit ist in diesem Umfeld über mehrere Jahre hinweg gewährleistet.
„Ein besonderer Vorteil von Settings (...) besteht darin, dass sich einerseits sozial Benachteiligte dort am besten erreichen lassen (aufsuchende Information und Intervention), andererseits jegliche Form einer kontraproduktiven Stigmatisierung vermieden wird, da in diesen Settings nicht ausschließlich sozial Benachteiligte anzutreffen sind" (Arbeitsgemeinschaft der Spitzenverbände der Krankenkassen 2003, S.6).
Hurrelmann bezeichnet die Schule als eine Einrichtung, die aufgrund der Zugangsmöglichkeiten sehr gut geeignet ist, Kindern und Jugendlichen gesundheitliche Fähigkeiten zu vermitteln (2001).
Das Setting Schule wird im Projekt als Handlungsfeld gewählt, um Jugendliche zu erreichen, die normalerweise eher keine Gesundheitsförderungsmaßnahmen in Anspruch nähmen.

---

[12] hier sei nochmals auf die Besonderheiten der Jugendphase verwiesen, die am Ende von 1.2.3 beschrieben ist

Eine weitere Frage, die sich stellt ist, welche Besonderheiten bei einem Schulprojekt zu berücksichtigen sind.
Bei Gesundheitsförderung in Schulen handelt es sich um eine übergeordnete Aufgabe, die neben der Gesundheitserziehung auch die Schaffung von gesunden Verhältnissen im Schulalltag beinhaltet (BZgA 2000).
Wie bereits unter 1.3 beschrieben eignet sich die reine Wissensvermittlung kaum zu einer Veränderung des gesundheitsrelevanten Verhaltens. „Die Wirksamkeit rein kognitiv ausgerichteter Wissensvermittlung über Gesundheit und Krankheit ist gerade bei Kindern und Jugendlichen stark umstritten" (BMGS 2003, S.133; vgl. auch Pinquart, Silbereisen 2004).
Das Ernährungswissen sollte demzufolge in Form eines handlungs- und situationsorientierten Unterrichts vermittelt, zeitnah in die Praxis umgesetzt werden können und sich auch im schulischen Alltag wiederspiegeln.
Für die Jugendlichen sollte zudem ein aktueller Bezug zu ihrem Alltag erkennbar sein.
„Da Jugendliche sehr gegenwartsorientiert sind, muß (sic!) Gesundheitserziehung vor allem auf ihre körperliche Attraktivität und ihr aktuelles Wohlbefinden und nicht so sehr auf ihre spätere Lebenserwartung abstellen" (Hurrelmann 1994, S.200).
Auch die Kreativität, Entdeckerlust und Lebensfreude der Jugendlichen sollten genutzt werden. Hurrelmann drückt das mit folgenden Worten aus: „Es muß (sic!) sich für die Jugendlichen im wahrsten Sinne des Wortes lohnen, gesund zu leben, wenn sie gesundheitsrelevante Verhaltensweisen den anderen Verhaltensweisen vorziehen sollen und wollen" (1994, S.204).
Um diesen Aspekten gerecht zu werden, sollen im Projekt vorrangig die Methoden der Partizipation und der Handlungs- und Praxisorientierung Anwendung finden.

In der Entwicklung der Fragestellung soll abschließend die Frage nach sinnvollen Kooperationspartnern erörtert werden. Es gilt zwischen internen und potentiellen externen Kooperationspartnern zu unterscheiden.
Welche Kompetenzen, personellen und finanziellen Ressourcen könnten für das Projekt von Nutzen sein?
<u>Interne Kooperationspartner:</u>

- Die Schüler der Interventionsschule sind sowohl Zielgruppe als auch wichtigster interner Kooperationspartner des Projektes. Mit ihrem Interesse, ihrer Lust auf schulische Aktivitäten abseits der Alltagsroutine, der Neugier auf neue Erfahrungen sowie den vorhandenen Kenntnissen und eigenen Erfahrungen zum Thema tragen sie maßgeblich zum Erfolg des Projektes bei.
- Die Lehrkräfte und die Schulleitung unterstützen das Projekt durch ihre organisatorischen, fachlichen, pädagogischen und kommunikativen Kompetenzen und ihr persönliches Engagement.
- Nicht-unterrichtendes Personal kann durch seine Integration in Planung und Durchführung zum Gelingen des Projektes beitragen (z.B. Hausmeister: Koordinierung der Räumlichkeiten, Organisation der Aufräumarbeiten, Mitorganisation des Pausenverkaufs; Sekretariatsmitarbeiter: Übernahme von Schreibarbeiten, Termin- und Raumplanung).
- Eltern können sich personell oder durch Sachspenden an der Planung und Durchführung des Projektes beteiligen.
- Ein bereits vorhandener oder noch zu gründender Förderverein könnte einen Beitrag zur finanziellen Unterstützung des Projektes leisten.

<u>Potentielle externe Kooperationspartner:</u>
Externe Partner können aufgrund von informellen, personellen und/oder finanziellen Ressourcen zum Projekt beitragen:

- Ein möglicher externer Kooperationspartner sind die Krankenkassen, die durch §20 des SGB V (2003) verpflichtet sind, Maßnahmen der Prävention zu fördern und sich an setting-spezifischer Gesundheitsförderung zu beteiligen. Seitens der Krankenkassen wäre neben der finanziellen Förderung auch eine personelle Unterstützung zum Beispiel durch Ernährungsfachkräfte denkbar.
- Das regionale Gesundheitsamt kann durch relevante Daten, u.a. aus Schuleingangsuntersuchungen und regionalen Ergebnissen der Gesundheitsberichterstattung zur Analyse der Ist-Situation beitragen und das Projekt durch personelle Ressourcen (z.B. Schularzt) unterstützen.
- Ernährungswissenschaftliche Fachkräfte können durch Multiplikatorenschulung sowohl Lehrkräfte, als auch beteiligte Eltern in der relevanten Thematik fortbilden.
- Eine Schule, die bereits ein vergleichbares Projekt durchgeführt hat kann durch Erfahrungsaustausch unterstützend zum Gelingen des Projektes beitragen.
- Weitere Institutionen können das Projekt durch adäquates Informationsmaterial unterstützen (z.B. Infobroschüren und spezifische Literatur des AID, der DGE, der BZgA).
- Ein Bericht in der örtlichen Presse kann das Projekt im kommunalen Umfeld bekannt machen. Zusammen mit der Darstellung des Projektes in der Öffentlichkeit könnte um Spendengelder für den Förderverein gebeten werden.

Das Gelingen eines Projektes hängt sowohl von der Beteiligung relevanter Kooperationspartner, als auch von der Verbindlichkeit der Kooperationsstrukturen ab (Grossmann, Scala 2003).

3. Thema und Zielsetzung des Projektes

Das Thema des Projektes ist die Förderung eines gesundheitlichen Ernährungsverhaltens Jugendlicher in einer Hauptschule in einem sozial benachteiligten Stadtteil.
Es ist eingebettet in das Bestreben der Interventionsschule sich zu einer „Gesunden Schule" zu entwickeln. Die Maßnahme richtet sich unmittelbar an die Schüler der zunächst achten und im weiteren Verlauf des Projektes neunten Klassen einer dreizügigen Hauptschule (ca. 70 Schüler) in einem Stadtteil mit einem hohen Anteil an ausländischen Mitbürgern und einer hohen Arbeitslosenquote. Im Sinne eines gesundheitsfördernden Schulentwicklungsprozesses werden darüber hinaus alle Personen des schulischen Umfeldes mit dem Vorhaben angesprochen.

3.1 Generelle Ziele

In Anlehnung an die „12 Kriterien der WHO für eine Gesundheitsfördernde Schule" (WHO 1993, zit. nach Naidoo, Wills 2003, S.286) und die Eckpunkte einer gesundheitsförderlichen Unterrichtsgestaltung (vgl. Barkholz et al. 1997) lassen sich, hinsichtlich der Intention Gesundheitsförderung dauerhaft in den schulischen Alltag zu integrieren, folgende übergeordneten Ziele für das Projekt benennen:

- Die Ziele der Entwicklung gesundheitsfördernder Strukturen sind den Schülern, dem schulischen Personal und den Eltern bekannt.
- Die Entwicklung eines gesunden Schulklimas wird von allen Personen der Schule unterstützt und gefördert.
- Das körperliche und geistige Wohlbefinden aller Schulmitglieder steht im Mittelpunkt der Bestrebungen.
- Das Selbstbewusstsein der Schüler wird gestärkt, indem sie erfahren, dass sie Einfluss auf die schulische Gestaltung nehmen können.

- Die Handlungskompetenzen der Schüler werden durch Partizipation und Empowerment gestärkt.
- Gesundheitliche Ressourcen werden verstärkt, erworbenes Gesundheitsverhalten wird stabilisiert.
- Angebote kommunaler Kooperationspartner zur Unterstützung des gesundheitsfördernden Entwicklungsprozesses der Schule werden in Anspruch genommen.

3.2 Ziele des Projektes

Das Projekt will unter dem Themenschwerpunkt Ernährung relevante gesundheitliche Kenntnisse erweitern und vertiefen, gesundheitsförderliche Verhaltensweisen verstärken, aus gesundheitsabträglichen Verhaltensweisen entstehende Risiken reduzieren und somit die aktuelle und zukünftige gesundheitliche Situation der Zielgruppe verbessern.

Für das Projekt werden folgende Rahmen- und Teilziele formuliert:

1. **Die Schüler beteiligen sich aktiv an der Planung und Durchführung des Projektes und darüber hinaus an der Gestaltung einer gesundheitsfördernden Schule.**
   a. Die Schüler der Zielgruppe können in jeder Phase an der Gestaltung des Projektes mitwirken. Sie erkennen, dass sie Einfluss auf die Gestaltung und den Verlauf des Schulprojektes nehmen können.
   b. Die Vorschläge und Ideen der Schüler werden berücksichtigt und in den Projektverlauf integriert.
   c. Die Schüler werden durch das gesamte schulische Umfeld in ihren Aktivitäten bestärkt.
   d. Durch die Erstellung einer Ernährungsbroschüre können die Schüler an der Gestaltung des Unterrichts anderer Klassen beitragen
2. **Der Maßnahme liegt ein ganzheitlicher Ansatz zugrunde. Die individuellen Lebensbedingungen und Bedürfnisse der Zielgruppe werden berücksichtigt.**
   a. Kulturelle Unterschiede und Besonderheiten fließen in die Auseinandersetzung mit der Thematik ein.
   b. Schüler entscheiden sich nach individuellem Interesse für unterschiedliche Bearbeitungsmöglichkeiten der Thematik.
   c. Die Maßnahmen des Projektes sind vielfältig und orientieren sich an den Wünschen und der Kreativität der Jugendlichen.
   d. Der Einsatz zeitgemäßer Medien (Computer, Digitalkamera) unterstützt die Bedürfnisse der Jugendlichen.
3. **Das Projekt ist in den schulischen Ablauf integriert.**
   a. Alle Beteiligten der Schule (Schüler, Lehrer, Schulleitung, übriges Schulpersonal, Eltern) werden in das Projekt involviert.
   b. Durch fortlaufende Kommunikation und Informationen werden Projektabschnitte und Ergebnisse für die gesamte Schule transparent gemacht.
   c. Das Projekt wird als ein Schritt auf dem Weg zu einer gesundheitsförderlichen Schule verstanden.
4. **Die Intervention erzielt eine Veränderung des Ernährungsverhaltens der Jugendlichen.**
   a. Altersgerechtes Ernährungswissen wird, unterstützt durch adäquate Medien und die Kooperation mit Fachleuten, in Eigeninitiative erarbeitet und erweitert.
   b. Eigene Essgewohnheiten werden reflektiert und mit Mitschülern diskutiert.

   c. Durch den Erwerb von praktischen, kochtechnischen Fähigkeiten, den Besuch eines lebensmittelverarbeitenden Betriebes und Gespräche/Befragungen innerhalb und außerhalb der Schule wird ein enger Theorie-Praxis-Bezug hergestellt.
   d. Alternativ zum Weglassen des Frühstücks oder zu gesundheitsabträglichen Mahlzeiten bekommen die Schüler die Möglichkeit, innerhalb der Schule eine bedarfsgerechte, gesunde Pausenmahlzeit zu erwerben.

5. **Die Ergebnisse des Projektes sind messbar.**
   a. Die einzelnen Projektschritte werden dokumentiert und ausgewertet
   b. Durch das Erstellen einer Ernährungsbroschüre werden die Ergebnisse der Projektwoche dokumentiert und transparent gemacht. Am Projekt beteiligte werden zu ihren Erfahrungen befragt.
   c. Zur Überprüfung von Verhaltensänderungen finden im Rahmen der Projektwoche und im weiteren Verlauf des Projektes Befragungen statt.
6. **Das Projekt ist auf Nachhaltigkeit angelegt**
   a. Die Ernährungsbroschüre wird in die Unterrichtsgestaltung integriert.
   b. Die optimierte Pausenverpflegung wird institutionalisiert.
   c. Durch Vernetzung des Projektes mit anderen gesundheitsfördernden Maßnahmen und den Austausch mit anderen Schulen wirkt das Projekt nach.

3.3 Kurzfristige, mittelfristige und langfristige Ziele

Mit dem Projekt soll eine hohe Erreichbarkeit der Zielgruppe erzielt werden und eine Stigmatisierung einzelner Schüler hinsichtlich Essgewohnheiten, Gewicht und sozialem Status vermieden werden.
Durch die praxisbezogene Vermittlung von Ernährungswissen soll das Interesse der Jugendlichen für die Thematik geweckt und ein Bewusstsein für das eigene Ernährungsverhalten geschaffen werden. Die eigene Erarbeitung von Unterrichtsmaterialien soll die Identifikation mit dem Thema gesunde Ernährung fördern.
Gleichzeitig soll durch das Angebot einer gesunden Pausenverpflegung allen Schülern die Möglichkeit einer regelmäßigen Einnahme dieser Mahlzeit ermöglicht werden. Die aktive Beteiligung der Jugendlichen an der Erstellung und dem Verkauf der Pausenverpflegung soll eine hohe Inanspruchnahme gewährleisten.

Durch regelmäßiges Anwenden und die Integration in den Schulalltag sollen mittelfristig die erworbenen Kenntnisse und Fähigkeiten verfestigt und ein Bestandteil des täglichen Lebens werden. Schulleitung, Lehrerinnen und Lehrer und nicht unterrichtendes Schulpersonal sollen durch Vorbildfunktion und ihre Rolle als Ansprechpartner die Stabilisierung gesundheitlicher Ernährungsverhaltensweisen verstärken.
Die Förderung eines gesunden Ernährungsbewusstseins, eines gesundheitsförderlichen Essverhaltens und das Angebot ernährungsphysiologisch ausgewogener Speisen sollen eine Verbesserung des gesundheitlichen Wohlbefindens und eine Steigerung der Leistungs- und Konzentrationsfähigkeit erzielen.

Das langfristige Ziel dieses Projektes ist die Veränderung eines gesundheitsabträglichen Ernährungsverhaltens der Zielgruppe. Durch die Institutionalisierung des gesunden Verpflegungsangebotes sollen dauerhaft Alternativen geschaffen werden und die Nachhaltigkeit des Projektes gewährleistet werden.
Dadurch soll ein Beitrag zur Reduzierung von Übergewicht, Untergewicht und Fehlernährung der Jugendlichen geleistet und die Risiken für deren Entstehung verringert werden. Die

Wahrscheinlichkeit für die Entstehung ernährungsabhängiger Krankheiten und deren Chronifizierung in späteren Lebensjahren soll minimiert werden.

4. Gesundheitspolitische Relevanz

4.1 Aktualität der Thematik

Der Themenkomplex Ernährung, Bewegung Stressbewältigung unter dem Oberbegriff „Gesund aufwachsen" ist eines der fünf prioritären Gesundheitsziele des Projektes „gesundheitsziele.de" das im Dezember 2000 von der Bundesregierung initiiert wurde (BMGS 2003). Durch die Entwicklung nationaler Gesundheitsziele soll zur Verbesserung der gesundheitlichen Lage der Bevölkerung beigetragen werden. Auswahlkriterien waren u.a. eine hohe Morbidität und Mortalität durch das bestehende Gesundheitsproblem, dessen weite Verbreitung, gute Aussichten auf Verbesserung der gesundheitlichen Problematik, Relevanz für Bevölkerung und Politik sowie „gute Möglichkeiten zur Verbesserung gesundheitlicher Ungleichheit" (ebda., S.9).
Beim Gesundheitsziel „Gesund aufwachsen" ist das Setting Schule eines der relevanten Handlungsfelder. Als geeignete Maßnahmen zur Erreichung der explizit auf Schule und Ernährung bezogenen Teilziele werden u.a. die fächerübergreifende Verankerung der Themen Gesundheitsförderung und Ernährung in den Lehrplänen, die Stärkung der hauswirtschaftlichen Kompetenz und ein ausgewogenes Verpflegungsangebot in der Schule genannt (ebda. 2003).
Auch auf Länderebene findet die Thematik der Gesundheit von Kindern und Jugendlichen Eingang in die Gesundheitsziele. Innerhalb des NRW-Zieles 3 „ Rahmenbedingungen zur Förderung der Gesundheit"[13] der 1995 verabschiedeten zehn vorrangigen Gesundheitsziele für NRW wird die Schule als ein relevanter Multiplikator benannt, dem eine besondere Verantwortung für die Gesundheitsförderung zukommt.
Die Landesgesundheitskonferenz stand 1999 unter dem Motto „Gesundheit für Kinder und Jugendliche in Nordrhein-Westfalen", die Landesgesundheitskonferenz 2001 thematisierte unter dem Gesamtthema „Soziale Lage und Gesundheit" ebenfalls die gesundheitlichen Belange der Kinder und Jugendlichen. Zielgruppenorientierte Maßnahmen der schulischen Prävention, die u.a. zur Stärkung der Handlungskompetenz und zu einer nachhaltigen Förderung der Gesundheit beitragen werden von der Landesgesundheitskonferenz unterstützt. Der Vorrang wird hierbei interdisziplinären, kooperativen und integrativen Maßnahmen gewährt (MFIFG 2001).
Mit aktuellen Daten zur gesundheitlichen Situation will der Gesundheitsbericht „Gesundheit von Kindern und Jugendlichen in Nordrhein-Westfalen" die gesundheitspolitische Debatte vertiefen und zur Verbesserung der Gesundheit dieser Bevölkerungsgruppe beitragen (MFJFG 2002).
Beispielhaft für die Vernetzung von Aktivitäten der Gesundheitsförderung an Schulen ist das Landesprogramm OPUS NRW – Netzwerk Bildung und Gesundheit. Es berät und unterstützt Schulen und Kindertageseinrichtungen des Landes Nordrhein-Westfalen bei der „Planung, Durchführung und nachhaltigen Absicherung von gesundheits- und gesundheitsförderlichen Aktivitäten" (MSJK 2003, S.3). Ziel der Arbeit der nächsten Jahre ist die Qualitätssicherung der beteiligten Schulen, sowie die Erweiterung des Netzwerkes. Zu OPUS NRW gehören zahlreiche Partner der unterschiedlichsten Bereiche (z.B. Landesverbände verschiedener Krankenkassen, Universitäten, BZgA, die Gesundheitsdezernenten der einzelnen Bezirksregierungen). Das ermöglicht informelle, organisatorische, wissenschaftliche,

[13] 14. Ziel des Health for all 2000 Programms der WHO

finanzielle und kooperative Unterstützung (ebda. 2003). Der Anschluss an das Netzwerk ist mit bestimmten Voraussetzungen verbunden[14].

Auch zahlreiche kommunale Aktivitäten befassen sich mit der Thematik der Kinder- und Jugendgesundheit, insbesondere mit der Förderung schulischer Gesundheitsprojekte, mit der Verringerung der gesundheitlichen Ungleichheit und mit der Förderung ernährungsbewussten Verhaltens.
Beispielhaft sollen hier zwei Bestrebungen aus dem Ruhrgebiet genannt werden:
Das Gesundheitsamt Hagen bietet mit KNIPS (Koordination neue Ideen und Projekte für Schulen in Hagen) den örtlichen Schulen Unterstützung bei gesundheitsfördernden Projekten und Maßnahmen durch Beratung, Koordination mit anderen Einrichtungen und Fragen der Finanzierung und Personalplanung[15].
Das Gesundheitsamt Dortmund hat zum Thema „Gesunde Ernährung" eine Informationsbroschüre für Eltern veröffentlicht, sie sowohl in deutscher, als auch in türkischer Sprache verfasst ist und auf kindgerechte deutsche und türkische Essgewohnheiten Bezug nimmt. Entstanden ist diese Broschüre im Rahmen der Arbeitsgemeinschaft „Migration und Kindergesundheit" in der verschiedene Akteure aus Gesundheits- und Sozialbereichen tätig sind[16]. Damit kann für den Bereich Ernährung eine Kooperationsbasis mit den Eltern hergestellt werden.

4.2 Ökonomische Relevanz

Das deutsche Gesundheitssystem befindet sich in einer prekären finanziellen Lage. Die zunehmende Kostenlast durch den demographischen Wandel und die Veränderung des Krankheitsspektrums bei immer knapper werdenden Ressourcen machen ein Handeln erforderlich. Unter diesem Aspekt gewinnen Prävention und Gesundheitsförderung immer mehr an Bedeutung. Von kurz- und mittelfristigen höheren Ausgaben für die Förderung präventiver und gesundheitsfördernder Maßnahmen verspricht sich die Gesundheitspolitik langfristig erhebliche Einsparungen.
Ernährungsmitbedingte Erkrankungen – allen voran Übergewicht und Adipositas und die in diesem Zusammenhang stehenden Begleit- und Folgeerkrankungen verschlingen enorme Summen. Bereits 1995 ergaben die Schätzungen der direkten und indirekten Kosten durch Adipositas eine Summe von 3-5,5% der gesamten Krankheitskosten (Icks, Rathmann 2004).
„Prävention und Gesundheitsförderung (von Übergewicht und Adipositas, d.V.)
sind von elementarer Bedeutung für die zukünftige Finanzierbarkeit der sozialen Sicherungssysteme" (Pudel 2004, S.114).

4.3 Gesetzliche Regelungen

Durch § 20 des Sozialgesetzbuches V sind die Krankenkassen seit 2000 erneut in die Pflicht genommen primärpräventive Angebote zu unterstützen und neben der Verbesserung des allgemeinen Gesundheitszustandes zu einer „Verminderung sozial bedingter Ungleichheit von Gesundheitschancen" (2003) beizutragen. In dem von den Spitzenverbänden der Krankenkassen vorgelegtem Konzept zu gemeinsamen und einheitlichen Handlungsfeldern zur Umsetzung des § 20 Abs. 1 und 2 des SGB V wird neben der individuellen Verhaltensprävention ein Schwerpunkt auf die setting-spezifische Gesundheitsförderung gelegt, insbesondere aufgrund günstigerer Zugangswege zu schwer erreichbaren sozial

[14] siehe unter: www.opus-nrw.de
[15] vgl. im Internet unter: http://www.hagen.de/gesundheit/angebote/ga281.htm
[16] die Broschüre ist erhältlich am Gesundheitsamt Dortmund oder per Download unter: http://www1.dortmund.de/themen/gesundheitundsoziales/subthemen/gesundheitsamt/publikationen.jsp

benachteiligen Bevölkerungsgruppen (Arbeitsgemeinschaft der Spitzenverbände der Krankenkassen 2003).
Mit dem geplanten Präventionsgesetz soll eine weitere und zugleich differenziertere gesetzliche Grundlage für Prävention und Gesundheitsförderung geschaffen werden.
Eine weitere gesetzliche Regelung ist das „Gesetz über den öffentlichen Gesundheitsdienst" (1997). Es regelt dessen Aufgabenbereiche. Zu den allgemeinen Aufgaben gehören u.a. die Erfassung der regionalen Bedarfssituation und der Schutz und die Förderung der Gesundheit, insbesondere von sozial schwachen Personen. Die Mitwirkung an Gesundheitsförderung und Prävention und speziell die Gesundheitsförderung von Kindern und Jugendlichen zählen zu den Aufgaben der unteren Gesundheitsbehörde.

5. Entwicklung in der Praxis

5.1 Allgemeine Entwicklungen

Obwohl gerade die Gesundheitsförderung sozial benachteiligter Kinder und Jugendlicher sowohl von politischer als auch von wissenschaftlicher Seite gefordert und begrüßt wird, hinkt Deutschland bei derartigen Projekten in der wissenschaftlichen Begleitforschung hinterher. So ist ein überwiegender Teil der bisherigen Maßnahmen weder evidenzbasiert, noch ausreichend evaluiert (BZgA 2003b).
Fehlende Übersicht und mangelnde Transparenz hinsichtlich gesundheitsfördernden Angeboten für Menschen in schwieriger sozialer Lage veranlassten die BZgA zu einer „Erhebung von Projekten und Maßnahmen zur Gesundheitsförderung bei sozial Benachteiligten in der Bundesrepublik Deutschland" (BZgA 2003b). Hierzu wurde in der Einleitung eine bundesweite Datenbank zu gesundheitsfördernden Angeboten für sozial Benachteiligte eingerichtet[17]. Ziele der BZgA sind die Identifizierung qualitativ guter Kampagnen, der Austausch von Erfahrungen und die Vernetzung von Akteuren.
In den Settings Schule konnten bis zur Veröffentlichung des Berichtes 11 Projekte mit der Zielkategorie Ernährungsangebot und 10 mit der Zielkategorie Frühstücksangebot identifiziert werden, sowie 19 in der allgemeinen Kategorie „Gesunde Schule" (ebda.)
Von den gesamten erfassten Angeboten der Gesundheitsförderung bei sozial Benachteiligten waren allerdings etwa 50% nicht dokumentiert und ca. 70% nicht evaluiert (ebda.). Hier liegt trotz zunehmender Bedeutung der Qualitätssicherung offensichtlich ein erhebliches Defizit vor.
Auch bei den zahlreichen Projekten zur Prävention von Adipositas und Übergewicht fehlen weitgehend evaluierte Maßnahmen, die einen Rückschluss auf einen Effekt der Maßnahme zulassen würden. Eine der wenigen Ausnahmen bildet hier die Kieler Adipositaspräventionsstudie (KOPS). Das Projekt konnte hinsichtlich der Inzidenz von Übergewicht bereits in seinem Verlauf einen messbaren Erfolg aufweisen (Czerwinski-Mast et al. 2003).
Der Präventionsbericht 2002 der Arbeitsgemeinschaft der Spitzenverbände der Krankenkassen[18] zeigt einen deutlichen Aufwärtstrend in der setting-spezifischen Primärprävention durch Krankenkassen, insbesondere im Setting Schule.
Bei der inhaltlichen Ausrichtung der Maßnahmen im Setting Schule nahm die Ernährung nach der Bewegung den 2. Platz ein, wobei die Thematik der Ernährung in Hauptschulen nur an dritter Position rangiert. Bezüglich verhaltens- bzw. verhältnispräventiver Maßnahmen, bzw. einer Kombination beider ist zu erkennen, dass die Verhaltensprävention an Hauptschulen immer noch den Spitzenplatz einnimmt, gefolgt von einer Kombination aus Verhaltens- und

[17] Einzelheiten unter: www.datenbank-gesundheitsprojekte.de
[18] in Zusammenarbeit mit dem Medizinischen Dienst der Spitzenverbände der Krankenkassen e.V.

Verhältnisprävention. Reine Verhältnisprävention findet bei allen Schulformen nur marginal statt (ebda.).
Nur bei ca. 30% der an Hauptschulen durchgeführten Aktionen fand eine Erfolgskontrolle statt. Diese orientierte sich schwerpunktmäßig an der „Zufriedenheit der Zielgruppe mit der Intervention" und der „Veränderung von Kompetenzen"(ebda. S.46).
Die Dokumentation (2002) zeigt jedoch, dass die Krankenkassen zunehmend ihrer Pflicht der aufsuchenden Unterstützung gesundheitsfördernder Maßnahmen im Setting und mit dem verstärkten Fokus auf sozial benachteiligte Gruppen ihrem Auftrag zur Verringerung der gesundheitlichen Ungleichheit nachkommen.

5.2 Ein Beispiel aus der Praxis

Abschließend soll an dieser Stelle beispielhaft ein kommunales Projekt vorgestellt werden, dass bzgl. Zielgruppe und Methodik dem geplanten Projekt artverwandt ist. Es handelt sich um eine Intervention des Gesundheitsamtes Heinsberg mit dem Thema: „Partizipation – Wege der Gesundheitsförderung in der Sekundarstufe I" (Stawinoga 2004)[19].
Das Projekt wurde in den 9. Klassen der Gemeinschaftshauptschule Wegberg durchgeführt und finanziell von der AOK Heinsberg unterstützt. Ziel des Projektes war, die Schüler innerhalb einer Gesundheitswoche - mit der Methode der Partizipation - bei einem eigenverantwortlichen und eigeninitiativen Umgang mit Gesundheit zu begleiten (ebda.)
Bezüglich der Methodik der Partizipation bestanden seitens der Lehrerschaft zu Beginn des Projektes große Zweifel, insbesondere, da das Arbeiten mit dieser Methode bislang nur wenig praktiziert wurde. Im Rahmen der pädagogischen Evaluation konnten diese Bedenken jedoch beseitigt werden (ebda).
Der Abschlussbericht kommt zu dem Ergebnis, dass seitens der Schüler ein großes Interesse an der Gesundheitswoche bestand und kreative Ideen entwickelt und im Abschluss präsentiert wurden. Die Methodik der Partizipation erwies sich bzgl. Durchführbarkeit, fachlichen und pädagogischen Ergebnissen als erfolgreich (ebda.).
Die gesundheitspräventiven Effekte des Projektes wurden anhand von Fragebogenaktionen bei den beteiligten Schülern in einem Vorher-Nachher-Vergleich erfasst und ausgewertet.
Im Vergleich zu einer befragten Kontrollgruppe konnte anhand der verschiedenen Items bei der Zielgruppe eine Einstellungsveränderung zur eigenen Gesundheit und bzgl. der Motivation zu gesundheitsförderlichem Verhalten festgestellt werden (ebda.).

6. Realisierbarkeit und Strategien zur Akzeptanzsicherung

6.1 Einschätzung der Realisierbarkeit

Grundsätzlich ist davon auszugehen, dass sich das geplante Projekt gut realisieren lässt.
Schulische Projekte und projektorientierter Unterricht haben mittlerweile einen enormen Bedeutungszuwachs und gewinnen zunehmend an Akzeptanz (vgl. auch Koch 2000).
Die Durchführung von Projektwochen gehört oftmals zum integrativen Bestandteil des Lehrplans. Unter diesem Aspekt ist davon auszugehen, dass auch die Interventionsschule bereits Projekterfahrung besitzt.
Das schulische Umfeld gewährleistet beste Zugangsmöglichkeiten zur Zielgruppe.

[19] Die Ausführungen basieren auf dem Abschlussbericht des Projektes, der freundlicherweise von Frau Stawinoga, der Schulärztin des Gesundheitsamtes Heinsberg zur Verfügung gestellt wurde. Eine Kurzbeschreibung des Projektes ist in der Datenbank der BZgA einsehbar unter: www.datenbank-gesundheitsprojekte.de

Nach Naidoo und Wills „bietet das Setting Schule (...) gute Kommunikationsmöglichkeiten mit den Jugendlichen und ein geschütztes Lernumfeld, wo neue Fähigkeiten gelernt und praktiziert werden können (2003, S.281).
Die Durchführung eines Projektes bietet für alle Beteiligten die Möglichkeit, sich als Kontrast zur Alltagsroutine in lockerer Atmosphäre mit einer problemorientierten Thematik auseinander zu setzen. Zudem sind Ernährung und Essen Themen, mit denen sich jeder täglich auseinandersetzt und somit seine eigenen Alltagserfahrungen beisteuern kann.
Das Prinzip der Partizipation und des eigenverantwortlichen Handelns, der ganzheitliche Ansatz und die Orientierung an den individuellen Interessen der Schüler lassen eine hohe Motivation und aktive Mitwirkung seitens der Zielgruppe erwarten.
Voraussetzung für die Realisierbarkeit des Projektes ist eine gut geplante, zielorientierte aber auch veränderungsfähige Projektorganisation. Ein flexibles Projektmanagement bietet einerseits die notwendige Struktur für eine erfolgreiche Realisierung des Projektes, lässt aber andererseits Raum für Ideenreichtum und eine Anpassung an sich verändernde Situationen (vgl. hierzu Mühlbauer 2004, Endler 2002).
Für die Realisierung des Projektes sind bestimmte infrastrukturelle Rahmenbedingungen der Interventionsschule notwendig. Sie sollte über Computer mit Internetzugang, Scanner und Drucker sowie eine Schulküche verfügen. Voraussetzung ist ebenfalls ein bereits bestehender Pausenverkauf, der im Rahmen des Projektes durch ein Angebot an ausgewogener Verpflegung optimiert werden soll.

6.2 Risikoanalyse

Es gehört zu den Merkmalen von Projekten, dass sie umfangreich, komplex und innovativ sind. Diese Eigenschaften gehen oftmals mit Unsicherheit und Risiken einher (Mühlbauer 2004). Um die Realisierbarkeit und Erfolgswahrscheinlichkeit zu erhöhen bedarf es im Vorfeld einer kritischen Einschätzung möglicher Hindernisse.
Das entwickelte Projekt stellt ein Ereignis dar, dass konträr zum gewohnten schulischen Ablauf erfolgt. Werte, gewohnte Rollen und Routinen und Abläufe, die mit einem gewissen Maß an Sicherheit einhergehen, können durch Veränderungen in Frage gestellt werden und bei den Beteiligten Unsicherheit und Ablehnung hervorrufen (vgl. Endler 2002). Gezielte Information, Transparenz und die Einbindung aller Beteiligten sollen zur Lösung dieses Problems beitragen (vgl. Mühlbauer 2004).
Projekte sind für alle Beteiligten zeitintensiv und mit Forderungen nach persönlichem Engagement - auch über den Unterricht hinaus - verbunden. Ein komplexer Lehrplan, zahlreiche Erfordernisse neben dem Unterricht (Vorbereitung auf Klassenarbeiten, Konferenzen, Elternsprechtage, aktuelle Problemsituationen), sowie private Verpflichtungen können zu Terminproblemen führen. Bei der Planung des Projektes sollten wichtige schulische Ereignisse bedacht und in den Ablaufplan integriert werden. Durch effiziente Planung, Strukturierung und Aufgabenverteilung können begrenzte zeitliche Ressourcen optimal genutzt werden.
Auch negative Erfahrungen mit bereits durchgeführten Projekten könnten zu mangelnder Motivation, fehlendem Engagement und Desinteresse führen. Ursachen, die zum Scheitern vorangegangener Projekte geführt haben, werden vom Projektteam kritisch analysiert und konstruktiv verarbeitet, positive Erfahrungen genutzt und in das neue Vorhaben integriert.

Unklare oder unrealistische Ziele könnten die eigentlichen Absichten des Projektes und das Vorhaben ‚im Sande verlaufen' lassen. Die Unterteilung in detaillierte, realistische Teilziele ermöglicht Teilerfolge und fördert so die Motivation der Beteiligten (vgl. Mühlbauer 2004).

Personelle Ausfälle, z.B. durch Erkrankung könnten die Einhaltung des Projektablaufes gefährden. Dies kann durch eine frühzeitige Benennung von Vertretungen kompensiert werden.
Eine falsche Einschätzung der zu erwartenden Kosten oder ausbleibende Sach- oder finanzielle Mittel könnten dazu führen, dass einzelne Projektteile nicht realisiert werden können. Auch hier empfiehlt sich im Vorfeld eine genaue Analyse der Kosten und der zur Verfügung stehenden Mittel und die Überlegung möglicher Alternativen.
Rechtliche und insbesondere den Pausenverkauf betreffende hygienische Richtlinien müssen im Vorfeld abgeklärt werden.
Grundsätzlich ist davon auszugehen, dass die o.g. möglichen Hindernisse durch eine klare, stringente und verbindliche, aber auch anpassungsfähige Planung, Organisation, Aufgaben- und Rollenverteilung sowie die Einbindung aller direkt und indirekt Beteiligten beherrschbar sind. Die Thematisierung von Konflikten im Projektverlauf und ein flexibler Umgang damit gewährleisten eine hohe Erfolgswahrscheinlichkeit für die Realisierung.

6.3 Strategien zur Akzeptanzsicherung

Auch unter Berücksichtigung und Beseitigung der o.g. möglichen Hindernisse kann es bezüglich der einzelnen Beteiligten zu Akzeptanzproblemen kommen.
Generell sind eine gut funktionierende Kommunikation, Information, Partizipation und Anreize gute Strategien zur Sicherung der Akzeptanz aller, die in engerem oder weiteren Sinne mit dem Projekt zu tun haben (vgl. Mühlbauer 2004).
Als Kommunikations- und Informationsmedium wird auf der schuleigenen Homepage eine eigene Projektseite eingerichtet. Dort können zukünftig alle Informationen zum Projekt erfahren werden, außerdem kann ein reger Austausch über das Projekt stattfinden. Zudem werden relevante Informationen (Termine, Ereignisse, Zwischenergebnisse) auf einer Plakatwand vor dem Lehrerzimmer bekannt gegeben.
Bezogen auf das entwickelte Projekt gilt es zuallererst die Akzeptanz der Schulleitung zu sichern. Dies erfolgt durch die Erstellung eines Projektauftrages, der die wesentlichen Kriterien des Projektes beinhaltet: Die Ausgangssituation und Rahmenbedingungen der Schule, die Zielgruppe, die im Konsens vereinbarten Ziele des Projektes, sowie die zeitlichen, personellen und finanziellen Ressourcen, die dafür eingeplant werden müssen. Der Projektauftrag dokumentiert, „dass das Projekt auf festem Boden steht, gut durchdacht ist und konkrete, von allen geteilte Ziele verfolgt" (Endler 2002, S.25).
Zur weiteren Sicherung der Akzeptanz wird der Kontakt zu einer Schule hergestellt, die ein artverwandtes Projekt durchgeführt hat. Ein Vertreter dieser Schule wird zur Gesamtlehrerkonferenz eingeladen, um von seinen Erfahrungen zu berichten.

Im Verlauf des Projektes kann es auch bei einem engagierten Projektteam zu Motivationsverlust kommen, insbesondere, wenn keine Erfolge erkennbar sind oder die Aufgaben nicht ausreichend strukturiert oder nicht bewältigbar sind.
Teilergebnisse werden auf den Sitzungen des Projektteams präsentiert um einen Fortschritt erkennbar zu machen (vgl. auch Mühlbauer 2004). Misserfolge und Konflikte werden kommuniziert und konstruktiv in den weiteren Projektablauf integriert.
Für Projektsitzungen werden frühzeitig Termine festgelegt, die allen Beteiligten eine rechtzeitige Planung ermöglichen. Seitens der Schulleitung werden Freiräume für die Mitwirkung am Projektteam garantiert, notwendige Vertretungen werden gestellt. Die einzelnen Aufgaben werden so verteilt, dass keine Überbelastung entsteht. Als Anreiz für die engagierte Beteiligung am Projektteam ist ein Ausflug oder ein gemeinsames Essen am Ende der Projektlaufzeit vorgesehen (vgl. auch Endler 2002).

Auch die Schüler können durch Anreize motiviert werden. Die eigenverantwortliche Präsentation der Ergebnisse der Projektwoche (z.B. im Eingangsbereich der Schule oder auf der Homepage der Schule), ein Bericht über die Aktivitäten in der aktuellen Presse, Fotos der Beteiligten in der zu erstellenden Broschüre und eine Urkunde über die aktive Beteiligung an der Projektwoche sollen die aktive Mitwirkung und die Motivation steigern.

Um die Erfolgswahrscheinlichkeit des Projektes zu erhöhen ist auch die Akzeptanz derer wichtig, die nicht unmittelbar am Projekt beteiligt sind.
Das sind Lehrer und Schüler, die nicht teilnehmen, aber auch das nicht unterrichtende Personal der Schule. Kommunikation, Information und Transparenz hinsichtlich der Projektidee und des Projektverlaufes sind hier wichtige Strategien.
Auch nicht direkt am Projekt beteiligte haben die Möglichkeit, ihre Ideen zur relevanten Thematik einzubringen. Dazu wird ein Ansprechpartner aus der Planungsgruppe benannt werden, der die Ideen entgegennimmt, innerhalb des Projektteams kommuniziert und zur Diskussion stellt. Gute Ideen werden veröffentlicht und prämiert.

6.4 Einbindung des Projektes in bestehende Strukturen

Das Projekt ist in den allgemeinen schulischen Ablauf eingebettet. Die Durchführung einzelner Aktivitäten betrifft in Teilen den regulären Ablauf und erfordert eine partielle Umstrukturierung.
Die Aktivitäten des Projektteams sollten weitestgehend in die unterrichtsfreie Zeit verlegt werden, um einen möglichst reibungslosen Ablauf zu gewährleisten. An Stellen, wo dies nicht möglich ist, ist die Genehmigung der Schulleitung für Lehrervertretungen und Freistellung der Schüler vom Unterricht einzuholen.
Die Schüler der beteiligten Klassen werden ein Mal pro Woche innerhalb des Unterrichts über den Verlauf der Projektplanung informiert und zur aktiven Beteiligung angeregt.
Die Teilnahme an der Projektwoche ist für die Schüler der 9. Klassen verpflichtend. Lehrer, die an der Durchführung der Projektwoche beteiligt sind, werden vom Unterricht in anderen Jahrgängen freigestellt und durch Kollegen vertreten, die durch den Wegfall des Unterrichts in den 9. Klassen Ressourcen frei haben.
Die Optimierung des Verpflegungsangebotes erfolgt durch die Anknüpfung an bereits bestehende Rahmenbedingungen. Der bisherige Betreiber des Pausenverkaufs wird in die Planung und Durchführung der Optimierungsmaßnahmen einbezogen. Für Schaffung von Freiräumen zur Mitwirkung der Schüler am Pausenverkauf wird mit Unterstützung der Schulleitung eine unbürokratische Regelung angestrebt. Vorstellbar wäre hier die abwechselnde Freistellung von Schülergruppen von Unterrichtsteilen vor der Pause.

7. Durchführung des Projektes

Die nachfolgenden Ausführungen stützen sich auf die Grundlagen der Projektentwicklung nach Mühlbauer (2004) und die Grundlagen des Projektmanagements in Schulen nach Endler (2002). Einzelne – insbesondere sich wiederholende - Projektschritte werden zusammenfassend oder tabellarisch dargestellt, Schwerpunkte des Projektes werden detailliert ausgeführt.

7.1 Vorbereitungsphase

Die Projektidee wird von den Initiatoren auf der Gesamtlehrerkonferenz vorgestellt. Unterstützend wirkt der im Vorfeld ausgearbeitete Projektauftrag. Zur Analyse der Ist-

Situation an der Schule werden Daten der Schuluntersuchung des örtlichen Gesundheitsamtes, allgemeine Entwicklungen und eigene Beobachtungen herangezogen.
Ein eingeladener Vertreter einer Schule, die bereits ein vergleichbares Projekt durchgeführt hat, schildert zusammenfassend seine Erfahrungen und die Ergebnisse der Intervention.
Eine anschließende Diskussion ermöglicht die Identifizierung von verschiedenen Haltungen und Meinungen des Kollegiums gegenüber dem Vorhaben. Vorschläge zur Projektgestaltung seitens der Teilnehmer werden zur späteren Integration in die Planung dokumentiert. Das Kollegium wird um aktive Mitwirkung an der Projektorganisation und –durchführung gebeten.
Nachfolgend wird das geplante Projekt auf der Schulkonferenz auch dem Elternbeirat, der Schülermitverwaltung und dem Förderverein bekannt gemacht.
Das Projekt wird durch den Schulkonferenzbeschluss genehmigt.
Die Eltern der beteiligten Schüler werden schriftlich oder auf dem kommenden Elternabend über das Projekt informiert und um personelle Unterstützung bei der Planung des Projektes und der Durchführung der Interventionen ersucht.
Die jeweiligen Klassenlehrer der Zielgruppe werden um eine Kommunizierung des Vorhabens innerhalb des Unterrichts gebeten. In diesem Zusammenhang wird den Schülern die Möglichkeit geboten, sich aktiv an der Planung des Projektes zu beteiligen. Interessenten melden sich innerhalb einer Woche bei den Initiatoren des Projektes.
Nach Ablauf der Woche werden die, an der Mitwirkung im Projektteam interessierten Schüler, Eltern und Lehrer schriftlich zu einer ersten Sitzung der Planungsgruppe eingeladen.

7.2 Planungsphase

Mit der ersten Sitzung der Planungsgruppe erfolgt die eigentliche Planung des Projektes.
Zunächst wird das offizielle Projektteam gegründet.
Zur Bekanntmachung des Teams erstellt jedes einzelne Mitglied eine Kurzbeschreibung seiner Person, die von einem ausgewählten Teilnehmer zusammen mit der Kurzbeschreibung des geplanten Vorhabens auf der Homepage der Schule veröffentlicht wird.
Die Regeln, Kommunikations- und Informationswege werden verbindlich festgelegt.

Teamsitzungen
Die Teamsitzungen werden jeweils von zwei Mitgliedern des Projektteams organisiert und vorbereitet. Anhand des in der ersten Sitzung erstellten Ablaufplans und nach Absprache mit der Teamleitung erfolgt jeweils eine Zusammenstellung der Tagesordnungspunkte.
Alle Teamsitzungen beginnen mit einer mündlichen Zusammenfassung der in der Zwischenzeit erzielten Ergebnisse und Fortschritte. Nicht erreichte Ergebnisse werden in die Liste der anfallenden Aufgaben aufgenommen. Zu Beginn der 4., 7. und 10. Treffen, zu denen die Schulleitung hinzugebeten wird, erfolgt eine Präsentation der bisherigen Ergebnisse (Folien, PowerPoint, schriftliche Zusammenfassung für die einzelnen Teammitglieder). Alle Sitzungen des Teams werden zur späteren Auswertung dokumentiert.
Es erfolgt die Bearbeitung der im Vorfeld erstellten Tagesordnungspunkte. Abschließend werden die Aufgaben festgelegt, die bis zur nächsten Teamsitzung durchgeführt sein sollen.

Einzelne Projektschritte und Inhalte der Teamsitzungen sind in Tabelle 2 im Anhang in einer tabellarischen Übersicht dargestellt. Schwerpunkte (in der Übersicht markiert) werden nachfolgend detailliert ausgeführt.

Schwerpunkte der Planungsphase
Die erforderlichen Personal- und Sachkosten werden unter Berücksichtigung vorhandener Ressourcen ermittelt. Der Antrag auf Fördermittel bei der Krankenkasse wird gestellt.

Zur Wahl der Themen der einzelnen Arbeitsgruppen für die Projektwoche werden innerhalb des Projektteams Themenvorschläge erarbeitet. Bei der Themenvorauswahl wird auf Vielfältigkeit und unterschiedliche Bearbeitungsmöglichkeiten der Thematik geachtet (vgl. Tabelle 3 im Anhang). Ein Schwerpunkt liegt auf der Handlungs- und Praxisorientierung
Über die Klassenlehrer werden die Themenvorschläge in den einzelnen Klassen der Zielgruppe kommuniziert. Weitere Vorschläge seitens der Schüler werden in die Liste der Vorschläge aufgenommen und an das Projektteam zurückgeleitet.
Auf der 3. Sitzung des Teams werden die Themenvorschläge gesichtet. Artverwandte Themen werden zusammengefasst. Es erfolgt die Erstellung einer offiziellen Themenliste für die Arbeitsgruppen der Projektwoche. Diese wird für 10 Tage in den jeweiligen Klassen ausgehängt und im Anschluss an das Projektteam zurückgeleitet.
Jeder Schüler kann sich gemäß seiner individuellen Bedürfnisse und Interessen für eine Arbeitsgruppe entscheiden.
Werden einzelne Themen überdurchschnittlich häufig (mehr als 12 Schüler) gewählt, so werden zu einem Thema zwei Gruppen gebildet, hat sich nur ein Schüler für ein Thema entschieden, so wird mit ihm in individueller Absprache die Teilnahme an einer anderen Gruppe entschieden.
Innerhalb der 4. Teamsitzung wird eine verbindliche Liste der Teilnehmer der einzelnen Arbeitsgruppen erstellt. Diese wird in den einzelnen Klassen bis zum Beginn der Projektwoche ausgehängt. Änderungswünsche können mit der Projektleitung geklärt werden.
Um einen groben Überblick über die erforderlichen Räumlichkeiten, Medien, Materialien und geplanten außerschulischen Terminen zu bekommen, können die Schüler auf ausgehängten Listen auf der Projektwand Vorschläge zur inhaltlichen Gestaltung der Arbeitsgruppen eintragen.

Ein weiterer Schritt ist die Festlegung der Leitung der einzelnen Arbeitsgruppen. Die zuvor informierten Eltern und Lehrer, die sich zu einer Beteiligung an der Projektwoche bereit erklären, haben die Möglichkeit sich nach fachlichen oder individuellen Gesichtspunkten für die Betreuung einer AG zu melden. Für kleinere Arbeitsgruppen (2-6 Schüler) ist eine Person zur Leitung vorgesehen, für größere Gruppen (7-12 Schüler) werden zwei Leitungen festgelegt. Es wird eine verbindliche Liste für die Betreuung der Arbeitsgruppen erstellt.
Für diese Personen ist eine Multiplikatorenschulung im Bereich Ernährungslehre vorgesehen, die bereits im Vorfeld organisiert und terminiert wurde.

Nachfolgend werden die Arbeitsgruppen hinsichtlich Raumaufteilung und Medienbedarf in Zusammenarbeit mit dem Hausmeister geplant. Der Zugang zu den schuleigenen Computern für die Dauer der Projektwoche wird sichergestellt.
Aus organisatorischen Gründen wird Informationsmaterial zum Thema Ernährung bereits im Vorfeld – und nicht im Rahmen der AG - bei den einzelnen Anbietern angefordert.
Gegebenenfalls müssen einzelne Termine, die kurzfristig nicht planbar sind bereits in dieser Phase vereinbart werden.
Am Ende der Planungsphase, vor den Herbstferien, werden die Schüler über die Raumaufteilung der einzelnen Arbeitsgruppen informiert

7.3 Durchführung der Interventionen

7.3.1 Durchführung der Projektwoche und Präsentation der Ergebnisse

Nach dem Prinzip der Partizipation und dem eigeninitiativen Umgang mit der Thematik werden für die Gestaltung der Projektwoche so wenig Vorgaben wie möglich gemacht.

Eine grobe zeitliche Vorplanung (vgl. Tabelle 4 im Anhang) soll bei der Strukturierung der Aktivitäten unterstützen, ist aber nicht verbindlich.
Das übergeordnete Ziel der Projektwoche, die Erstellung einer Ernährungsbroschüre, kann auf vielfältige Weise erreicht werden. Die einzelnen Arbeitsgruppen können, gemäß ihres im Vorfeld ausgewählten Themas selbst entscheiden, welchen Beitrag sie zu dieser Broschüre leisten wollen und welchen Vorgehensweisen und Methoden sie diesen erreichen wollen.
Die Betreuer stehen den Gruppen in organisatorischer Hinsicht unterstützend zur Verfügung, dokumentieren die Anwesenheit der Schüler und sorgen für einen möglichst reibungslosen Ablauf. Darüber hinaus beteiligen sie sich inhaltlich als gleichwertige Partner an den Aktivitäten.
Während der Projektwoche kümmert sich der Hausmeister um die Bereitstellung notwendiger Medien. Die zugeteilten Räume stehen den AGs für die gesamte Dauer der Projektwoche zur Verfügung, so dass alle Materialien dort am Ende des Tages liegen bleiben können.

Ein wesentlicher Punkt der Projektwoche ist die Koordinierung der einzelnen Arbeitsgruppen. Durch einen regelmäßigen Austausch über die erzielten Ergebnisse werden die einzelnen Aktivitäten miteinander vernetzt. Der Informationstransfer ist für die Nachmittage des 2.-5. Tages der Projektwoche vorgesehen und findet über die AG-Sprecher und deren Stellvertreter statt.
Am letzten Tag werden von ungefähr der Hälfte der Schüler aller Arbeitsgruppen die gesamten Ergebnisse koordiniert und zu einer Broschüre zusammengestellt. Die übrigen Schüler bereiten anhand der erstellten Materialien die Präsentation der Projektwoche vor.
Zu Beginn der darauffolgenden Woche wird der Druckauftrag erteilt.
Die Präsentation wird von den beteiligten Schülern an einem Vormittag im Foyer der Schule durchgeführt. Deren Eltern werden schriftlich über die Schüler zur Ausstellung eingeladen. Die übrigen Schüler der Schule erhalten klassenweise die Möglichkeit die Präsentation zu besuchen.

Tabelle 3 und 4 im Anhang zeigen mögliche Inhalte und Maßnahmen der einzelnen Arbeitsgruppen und deren mögliche zeitliche Abfolge.

7.3.2 Vorbereitung und Implementierung des optimierten Pausenverkaufs

In den vier Wochen vor dem Beginn des optimierten Pausenverkaufs werden die Eltern der Schüler der neunten Klassen schriftlich um personelle Unterstützung beim Pausenverkauf gebeten. Vertreter der Klassen und der Hausmeister werden zur Sitzung des Projektteams hinzugebeten, um an der Planung mitzuwirken. Im Konsens wird ein entsprechendes Speisenangebot erarbeitet und über die Organisation des Verkaufs entschieden. Die Preise sollen erschwinglich und so gestaltet sein, dass die Kosten des Einkaufs gedeckt werden.
Die notwendigen hygienischen Voraussetzungen und Maßnahmen werden mit dem örtlichen Gesundheitsamt geklärt. Eventuell kann mit dem Gesundheitsamt – im Sinne einer Kooperationspartnerschaft - eine kostenlose Belehrung der gesamten Schülergruppe vereinbart werden.[20].
Der Hausmeister, der auch weiterhin in den Pausenverkauf integriert ist, wird von jeweils vier Schülern und - je nach Beteiligung von Eltern oder Lehrern- von einem Erwachsenen unterstützt. Diese bereiten auf Bestellung die Speisen (belegte Vollkornbrötchen, Rohkost, Müsli) zu. Durch die Zubereitung auf Nachfrage ist keine große Vorbereitung erforderlich. Es reicht somit aus, dass die beteiligten Schüler ca. 15 Minuten vor dem Pausenverkauf die Klassen verlassen und kein signifikanter Unterrichtsausfall zu erwarten ist. Zudem ist die

[20] Dies wird z.B. in Hessen im Lahn-Dill-Kreis praktiziert (vgl. Schule mit Biss (2002), Informationsbroschüre der Verbraucherzentrale Hessen zum Check-Up für den Schulkiosk)

Frische des Angebots gesichert und Reste werden vermieden. Den Schülern, die eine Pausenverpflegung erwerben möchten, wird das Angebot durch Bilder oder durch ein „Muster" der jeweiligen Speise demonstriert. Im Anschluss an den Verkauf wird der Bedarf für den nächsten Tag festgelegt (Brötchen, Gemüse...). Zusammen mit dem Hausmeister wird die Bestellliste erstellt.
Alle zwei Tage wechselt das Schülerteam. Eine entsprechende Liste, die regelt wer wann mit dem Pausenverkauf an der Reihe ist, ist in den Klassen ausgehängt. Somit ist jeder Schüler innerhalb von ca. 6 Wochen zwei Tage lang am Verkauf beteiligt.

7.4 Abschlussphase

In der Abschlussphase des Projektes erfolgt eine Befragung der Schüler und Lehrer. Hierzu wird der von einer Arbeitsgruppe erstellte Fragebogen verwendet um einen Vorher-Nachher-Vergleich herzustellen. Unterschieden wird im Rahmen der Befragung zwischen Personen, die unmittelbar am Projekt beteiligt waren und solchen, die nicht direkt Projekt beteiligt waren. Die Auswertung des Fragebogens fließt zusammen mit den einzelnen Dokumentationen der Projektabschnitte in den Abschlussbericht ein.
Die am Pausenverkauf beteiligten Schüler erhalten für ihr persönliches Engagement eine Urkunde.
Es erfolgt – zusammen mit der Schulleitung - die Beschlussfassung über die Fortführung des Pausenverkaufs. Die bisher beteiligten Schüler und Eltern sollen nach einer Einarbeitung des nachfolgenden Jahrgangs abgelöst werden, stehen aber weiterhin beratend zur Verfügung.
Zum Abschluss des Projektes findet für die Beteiligten des Projektteams ein gemeinsamer Ausflug statt.

8. Finanz- und Zeitplanung

8.1. Zeitplanung

Die zeitliche Planung des Projektes orientiert sich an den obligatorischen, strukturellen Rahmenbedingungen des schulischen Alltags. Ferienzeiten und terminlich bereits ausgelastete Zeiten werden in der Planung berücksichtigt.

8.1.1 Zeitlicher Überblick über den Gesamtverlauf des Projektes

Folgende Kriterien werden für die Gestaltung des zeitlichen Ablauf des gesamten Projektes zugrunde gelegt:

- Die Projektwoche findet aufgrund des zeitlichen Abstandes zu prüfungsintensiven Phasen im Anschluss an die Herbstferien statt.
- Der Vorlauf des Projektes ist von den Terminen der Schulkonferenz abhängig (Beschlussfassung)
- Die auf 10 Wochen angelegte Planungsphase beginnt wegen des kurzen zeitlichen Intervalls zwischen Sommer- und Herbstferien (6 Wochen) bereits vor den Sommerferien. Dabei werden zwei Wochen unmittelbar vor den Sommerferien und eine Woche nach den Sommerferien aufgrund zahlreicher anstehender Termine ausgespart.

  Die sieben Wochen im Zeitraum vor den Sommerferien dienen der Planung des Gesamtprojektes, die fünf Wochen nach den Sommerferien der detaillierten Planung der Projektwoche.
- Die Projektwoche dauert 5 Tage und endet mit der Auswertung der Ergebnisse.

- Die Präsentation der Ergebnisse findet ca. 14 Tage nach der Projektwoche statt. Berücksichtigt wird hierbei, die Zeit für den Druck der Broschüre, die zur Präsentation vorliegen soll.
- Der Implementierung des optimierten Pausenverkaufs geht eine vierwöchige Vorbereitungsphase voraus.
- Die Durchführung des Pausenverkaufs ist zunächst auf eine Dauer von einem halben Jahr angelegt. Eine Institutionalisierung ist vorgesehen.
- Im Verlauf der Durchführung des Pausenverkaufs erfolgt eine Befragung der Schüler und Lehrer. Um verwertbare Ergebnisse zu erzielen und Effekte zu identifizieren findet diese Befragung nach einer mehrwöchigen Laufzeit der Maßnahme statt.
- Den Abschluss des Projektes bildet die Erstellung eines Abschlussberichtes mit der Dokumentation des Projektverlaufs und der Darstellung der Ergebnisse.

Die Gesamtdarstellung des zeitlichen Ablaufes befindet sich im Anhang (vgl. Tabelle 5).

8.1.2 Zeitliche Abläufe einzelner Projektschritte

a. Teamsitzungen
Die Teamsitzungen erfolgen in den Planungs- und Vorbereitungsphasen in 14-tägigem Rhythmus (mit Ausnahme der Ferienzeiten und der Phasen der Notengebung). Nach der Implementierung des Pausenverkaufs ist für drei weitere Teamsitzungen ein Intervall von je 6 Wochen vorgesehen. Zum Abschluss des Projektes erfolgen in 3-wöchigen Intervallen 3 weitere Teamsitzungen
Für die einzelnen Termine ist eine jeweilige Dauer von 90-120 Minuten vorgesehen.

b. Multiplikatorenschulung
Die Multiplikatorenschulung findet an einem Abendtermin innerhalb der Planungsphase zwischen den Sommer- und Herbstferien statt. Vorgesehen ist ein zeitlicher Rahmen von 150 Minuten.

c. Projektwoche
Die Projektwoche findet an 5 Schultagen (von Montag bis Freitag) von 8.00 bis ca. 16.00 statt. Nach dem Prinzip der Partizipation können die Schüler die zeitliche Planung der einzelnen Aktivitäten selbst gestalten. Jedoch sollten einige grundlegende, zeitliche Abläufe innerhalb der Projektwoche gewährleistet sein (vgl. Tabelle 4 im Anhang).

d. Präsentation
Die Präsentation findet ca. 14 Tage nach der Projektwoche statt. Schüler der einzelnen Arbeitsgruppen präsentieren die Ergebnisse an einem Vormittag im Foyer der Schule.

e. Befragung, Auswertung, Abschlussbericht
In den letzten vier Wochen vor Projektabschluss findet eine Schüler- und Lehrerbefragung statt. Für die Befragung selbst werden 2 Tage vorgesehen. Die Auswertung der Ergebnisse soll an weiteren 2 Arbeitstagen erfolgen.
Das Verfassen des Abschlussberichtes soll ebenfalls ca. 2 Arbeitstage in Anspruch nehmen.

8.2 Finanzplanung

Die Finanzierung des Projektes soll größtenteils über Fördermittel der Krankenkasse gemäß der Primärprävention nach §20 Abs. 1 SGB V erfolgen. Die Technikerkrankenkasse unterstützt mit bis zu 5000 Euro Projekte, die langfristig angelegt sind und in ein ganzheitliches, übergeordnetes Konzept zur Schaffung einer gesundheitsfördernden Schule eingebettet sind[21]. Übernommen werden Honorarkosten für externes Personal und Sachkosten, die im Rahmen des Projektes auftreten. Notwendige Voraussetzung für die Förderung sind 2 Schulkonferenzbeschlüsse (Gesamtkonzept, Projekt). Der Antrag auf Fördermittel wird seitens der Schule gestellt.

8.2.1 Personelle Kosten

Generell ist das Projekt auf die Nutzung bereits vorhandener Kompetenzen und personeller Ressourcen ausgelegt. Lehrer unterschiedlicher Fachbereiche und Eltern unterstützen je nach beruflicher oder individueller Kompetenz die einzelnen Arbeitsgruppen und die Vorbereitung und Durchführung des Pausenverkaufs.
Eltern werden aufgefordert, sich ehrenamtlich innerhalb des Projektes zu engagieren. Eine Versicherung der ehrenamtlichen Mitarbeiter ist über den allgemeinen Versicherungsschutz der Schule gewährleistet.
Im Rahmen der Multiplikatorenschulung fällt für das Honorar der Ernährungsfachkraft ein Betrag von ca. 120-150 Euro (50 Euro /Stunde)[22] an.
Ein Termin bei der Ernährungsberatung der Krankenkasse zur Klärung von Wissens- und praktischen Fragen der Ernährung kann im begrenzten zeitlichen Umfang kostenlos in Anspruch genommen werden[23].

8.2.2 Sachkosten

Zur Klärung der Finanzierung der Sachkosten stellen sich folgende Fragen:

- Welche Sachkosten sind im Rahmen des Projektes zu erwarten?
- Wie können die Kosten so gering wie möglich gehalten werden?
- Wie können entstehende Kosten abgedeckt werden?

Im Rahmen der Planungsphase entstehen überwiegend Materialkosten für Einladungen zu den Veranstaltungen und Informationsschreiben. Diese Kosten sind als marginal zu betrachten und decken sich über den allgemeinen Schuletat[21].
Den größten Kostenfaktor innerhalb des Projektes nimmt der Druck der Ernährungsbroschüre ein, die innerhalb der Projektwoche erstellt wird. Da die Broschüre über die Zielgruppe hinaus auch den anderen Schülern und Lehrern zur Verfügung stehen soll, ist geplant, sie in einer größeren Auflage (ca. 500 Stück) drucken zu lassen. Zur Ermittlung der Kosten werden verschiedene Angebote eingeholt. Geplant ist eine 25-30seitige farbig gestaltete Broschüre mit Bilderdruck. Nach Sichtung verschiedener Angebote beläuft sich die zu erwartende Summe für den Druck auf ca. 1300 Euro.
Weiter Kosten entstehen im Rahmen der Projektwoche durch den Einkauf von Lebensmitteln zur Erprobung von Rezepten. Bei einer Gruppenstärke von 10 Schülern ist mit Kosten von ca. 75 Euro zu rechnen.
Für Materialkosten für die Projektwoche und die Erstellung der Präsentation werden ca. 60 Euro veranschlagt.

---

[21] Die Informationen beruhen auf einem telefonischen Gespräch mit Susanne Hegner, Honorarkraft der Techniker Krankenkasse im Bereich schulischer Gesundheitsförderung; vgl. hierzu www.gesundeschule.tk

[22] Die Information beruht auf einer telefonischen Auskunft einer freiberuflichen Dipl. Oecotrophologin aus Duisburg

[23] Information aus einer telefonischen Auskunft der Dipl. Oecotrophologin der AOK Essen

[21] Informationen aus einem telefonischen Gespräch mit dem didaktischen Leiter der Gesamtschule in Essen-Altendorf, Thomas Keller

Informationen zu gesunder Ernährung werden über kostenlose Broschüren (Verbraucherzentralen, BZgA), über Literatur aus der Bibliothek oder Recherchen im Internet gewonnen.
Für die Fotodokumentation erforderliche Fotoapparate bringen die Schüler selbst mit.
Besuche außerschulischer Einrichtungen erfolgen soweit möglich in Schulnähe, wo sie zu Fuß oder mit dem Bus erreichbar sind.
Generell verpflegen sich die Schüler innerhalb der Projektwoche selbst. Für Getränke und Obst während der Maßnahme wird der Förderverein um eine Geld- oder Sachspende gebeten.
Die Kosten der Lebensmittel für den Pausenverkauf finanzieren sich über den Erlös aus dem Verkauf.

8.2.3 Erwartbare Gesamtkosten und Finanzierung des Projektes im Überblick

Anfallende Kosten	**PK/SK**	**Summe**	**Geplante Finanzierung**
Honorar für die Ernährungsfachkraft für die Multiplikatorenschulung	PK	150,00 Euro	Fördermittel der Krankenkasse
Druckkosten der Ernährungsbroschüre	SK	1300,00 Euro	Fördermittel der Krankenkasse, Spenden
Lebensmittelkosten im Rahmen der Projektwoche	SK	75,00 Euro	Fördermittel der Krankenkasse oder Fachbereichsetat
Materialkosten für die Projektwoche und die Präsentation	SK	60,00	Fördermittel der Krankenkasse oder Fachbereichsetat
Erwartbare Gesamtkosten		**1585,00 Euro**	

PK = Personalkosten SK = Sachkosten

9. Erwartbare Ergebnisse

Von der Durchführung des Projektes werden verschiedene Ergebnisse erwartet, die sich sowohl im schulischen Ablauf, als auch im Umfeld zeigen können. Ergebnisse können konkret messbar sein oder durch persönliche Beobachtungen festgestellt werden.

9.1 Ergebnisse innerhalb der Einrichtung

Zunächst ist von einer guten Erreichbarkeit der Zielgruppe auszugehen. Die aufsuchende Unterstützung der Maßnahme lässt erwarten, dass viele Jugendliche mit dem Angebot erreicht werden können, die ansonsten keine gesundheitsfördernden Maßnahmen in Anspruch nehmen würden. Auch der Zugang zu den Eltern sozial benachteiligter Jugendlicher ist über den niederschwelligen Ansatz des Projektes wahrscheinlicher. Eine Stigmatisierung aufgrund sozialer Herkunft oder gesundheitlicher Risikolage (riskantes Ernährungsverhalten, Übergewicht) scheint gering zu sein.
Unter der Voraussetzung, dass die Methoden der Partizipation, des Empowerments und der Handlungsorientierung innerhalb des Projektes umgesetzt werden ist seitens der Schüler eine hohe Motivation und eine gute Effektivität der Maßnahmen zu erwarten (vgl. Langness et al. 2004). Die Methoden könnten infolge des Projektes verstärkt Eingang in den Unterricht finden.

Durch die Orientierung an den Interessen und Bedürfnissen der Jugendlichen wird eine engagierte, kreative Auseinandersetzung mit der Thematik erwartet. Denkbar ist, dass durch die Möglichkeit mit der Ernährungsbroschüre etwas Dauerhaftes, über die eigene Klasse hinausgehendes zu schaffen der Ehrgeiz der Jugendlichen besonders angesprochen wird.
Da auch die Lehrer und Eltern regelmäßig über den Projektverlauf informiert werden und sich gemäß ihrer Interessen einbringen können, ist auch auf dieser Seite mit einem hohen Engagement zu rechnen.
Das Schulklima könnte sich durch die aktive Kommunikation erheblich verbessern. Insbesondere die üblicherweise eher hierarchische Struktur der Lehrer-Schüler-Beziehung könnte durch eine gleichberechtigte Beteiligung beider Parteien am Projekt abgebaut werden. Hemmschwellen können dadurch überwunden werden.

Hinsichtlich des Ernährungsverhaltens der Jugendlichen wird erhofft, dass die intensive Auseinandersetzung mit der Problematik und der praxisorientierte Ansatz des Projektes eine Verbesserung gesundheitsriskanter Essgewohnheiten nach sich zieht.
Das optimierte Verpflegungsangebot der Schule – als Alternative zum bisherigen Angebot – lässt erhoffen, dass in Zukunft möglichst viele Jugendliche ein Frühstück zu sich nehmen und sich somit die Leistungsfähigkeit, die Konzentrationsfähigkeit und das Wohlbefinden der Schüler steigern lässt. Insbesondere durch die aktive Beteiligung der Schüler am Pausenverkauf wird eine rege Inanspruchnahme des Angebotes erwartet.
Es wird erwartet, dass das Projekt innerhalb der Schule Kreise zieht und der Weg für weitere gesundheitsfördernde Initiativen bereitet wird. Ein erfolgreicher Projektverlauf könnte der Auslöser für neue kreative Ideen sein.
Die Ergebnisse der Befragungen während der Projektwoche und gegen Ende des Gesamtprojektes machen eine Beurteilung hinsichtlich der Effektivität der Intervention möglich. Allerdings ist hier mit generellen Problemen der Überprüfbarkeit des Einflusses gesundheitsförderlicher Maßnahmen zu rechnen. Möglicherweise lassen sich keine genauen Rückschlüsse ziehen, inwieweit die Interventionen für die Ergebnisse verantwortlich sind (vgl. Naidoo, Wills 2003). Anhand der erstellten Ernährungsbroschüre kann jedoch festgestellt werden, welche unmittelbaren Ergebnisse im Rahmen der Projektwoche erzielt wurden. Die Befragung der Projektbeteiligten hinsichtlich ihrer Zufriedenheit mit der Aktion lässt einen Rückschluss auf die Zweckmäßigkeit der Maßnahmen zu (vgl. Naidoo, Wills 2003).
Eine häufige Inanspruchnahme der gesunden Pausenverpflegung könnte auf eine Veränderung des Essverhaltens der Jugendlichen zurückzuführen sein.

9.2 Ergebnisse im schulischen Umfeld

Im Hinblick auf Ergebnisse außerhalb der Schule ist denkbar, dass die beteiligten Schüler die Thematik des Projektes zu Hause kommunizieren. Möglicherweise regen sie ihre Eltern zu einer Veränderung der Frühstücksgewohnheiten an oder probieren zu Hause die in der Schule zusammengestellten Rezepte aus. Dadurch könnten sich die erworbenen Kenntnisse und Fähigkeiten stabilisieren.
Einen Einfluss könnte das Projekt auch auf den Freundeskreis der Schüler außerhalb der Schule haben. Vorstellbar ist, dass die Jugendlichen anhand der erworbenen Fähigkeiten und Kenntnisse ihre Freunde auf weniger gesunde Speisen ansprechen und eine Diskussion initiieren. Veränderte Essgewohnheiten der Jugendlichen könnten in deren Umfeld Nachahmer finden.
Die Kommunizierung des Projektes in der Öffentlichkeit durch Schüler, Eltern und Lehrer sowie die örtliche Presse könnte andere Schulen zur Nachahmung anregen.

Auch gesundheitliche Institutionen könnten auf das Projekt aufmerksam werden und ihr Interesse an einer Kooperationsgemeinschaft für weitere Projekte bekunden.

10. Übertragbarkeit

Generell ist das Projekt so angelegt, dass es in seinem Ansatz auch auf weitere gesundheitsfördernde Maßnahmen in der Schule übertragbar ist. So könnten innerhalb einer Projektwoche auch andere gesundheitsrelevante Thematiken nach dem partizipatorischen, handlungsorientierten Prinzip erarbeitet und dauerhaft in den schulischen Alltag integriert werden. Vorstellbar wäre z.B. das Thema Bewegung. In einer Projektwoche könnten die Schüler eigeninitiativ Modelle für die Integration von Bewegungspausen in den schulischen Alltag entwickeln. Auch andere problemorientierte Themen wie Sucht oder Gewalt könnten auf diese Weise schülergerecht aufbereitet und die Dokumentation der Ergebnisse ein Bestandteil des Unterrichts werden.
Vorstellbar wäre auch, das Projekt in anderen Schulen oder Jugendeinrichtungen zu implementieren. Eine altersgerechte Anpassung macht auch die Durchführung in einer Kindertagesstätte oder Grundschule möglich.
Der partizipatorische Ansatz könnte weiterhin auch eine Anregung für Projekte zur Integration von Migranten sein.
Durch bedarfsgerechte Modifikation lässt sich der Projektansatz auf viele Zielgruppen und Bereiche übertragen und könnte auch in anderen Einrichtungen des Gesundheitswesens genutzt werden.

Fazit

In der berechtigten Hoffnung, dass das beschriebene Projekt einen Beitrag zur Verbesserung der gesundheitlichen Situation und zum Abbau gesundheitlicher Chancenungleichheit Jugendlicher leistet, möchte ich die Ausführungen zum Projekt mit einem Zitat aus der Ottawa-Charta schließen, das die Intentionen der Intervention wiederspiegelt:
„Gesundheit wird von Menschen in ihrer alltäglichen Umwelt geschaffen und gelebt: dort wo sie spielen, lernen, arbeiten und lieben. Gesundheit entsteht dadurch, daß (sic!) man sich um sich selbst und für andere sorgt, daß (sic!) man in die Lage versetzt ist, selber Entscheidungen zu fällen und eine Kontrolle über die eigenen Lebensumstände auszuüben sowie dadurch, daß (sic!) die Gesellschaft in der man lebt, Bedingungen herstellt, die all ihren Bürgern Gesundheit ermöglichen" (WHO 1993, S.186).

Tabelle 1: **Regelmäßige Mahlzeiten nach Schulform** Quelle: HBSC Hessen 2002

		Schulform				Gesamt
		Hauptschule	Realschule	Gesamtschule	Gymnasium	
Frühstück an Schultagen	nie	27,9%	22,9%	19,3%	16,9%	20,3%
	etwa an einem Tag pro Woche	5,2%	4,7%	4,8%	3,1%	4,1%
	etwa an zwei Tagen pro Woche	3,2%	4,5%	4,8%	4,0%	4,2%
	etwa an drei Tagen pro Woche	3,7%	5,0%	5,4%	3,3%	4,2%
	etwa an vier Tagen pro Woche	5,0%	5,9%	5,7%	6,3%	5,9%
	jeden Schultag	55,0%	57,1%	60,0%	66,5%	61,4%
Gesamt		N=562	N=580	N=912	N=1475	N=3529
Mittagessen an Schultagen	nie	4,6%	2,0%	2,3%	1,4%	2,3%
	etwa an einem Tag pro Woche	4,1%	1,9%	2,6%	1,0%	2,1%
	etwa an zwei Tagen pro Woche	2,7%	2,2%	2,3%	1,5%	2,0%
	etwa an drei Tagen pro Woche	4,8%	2,7%	4,3%	3,7%	3,9%
	etwa an vier Tagen pro Woche	6,0%	7,8%	7,6%	9,7%	8,3%
	jeden Schultag	77,9%	83,3%	80,9%	82,7%	81,5%
Gesamt		N=565	N=586	N=922	N=1482	N=3555
Abendessen an Schultagen	nie	5,8%	4,1%	4,3%	2,9%	3,9%
	etwa an einem Tag pro Woche	3,5%	2,6%	2,0%	1,6%	2,2%
	etwa an zwei Tagen pro Woche	4,2%	2,9%	2,9%	3,0%	3,2%
	etwa an drei Tagen pro Woche	7,4%	6,9%	6,4%	6,6%	6,7%
	etwa an vier Tagen pro Woche	9,4%	12,8%	10,8%	10,8%	10,9%
	jeden Schultag	69,6%	70,7%	73,6%	75,1%	73,1%
Gesamt		N=566	N=580	N=917	N=1480	N=3543
Frühstück am Wochenende	nie	9,4%	5,3%	4,3%	3,2%	4,8%
	etwa an einem Tag des Wochenendes	14,0%	13,3%	10,0%	10,1%	11,2%
	an jedem Tag des Wochenendes	76,6%	81,4%	85,7%	86,8%	84,0%
Gesamt		N=563	N=581	N=906	N=1472	N=3522
Mittagessen am Wochenende	nie	5,8%	4,7%	6,5%	8,2%	6,8%
	an einem Tag des Wochenendes	15,7%	20,0%	17,2%	18,3%	17,9%
	an jedem Tag des Wochenendes	78,4%	75,3%	76,3%	73,5%	75,3%
Gesamt		N=566	N=579	N=918	N=1473	N=3536
Abendessen am Wochenende	nie	6,4%	4,8%	3,6%	3,4%	4,2%
	an einem Tag des Wochenendes	16,6%	17,2%	14,7%	13,3%	14,8%
	an jedem Tag des Wochenendes	77,0%	77,9%	81,7%	83,3%	81,0%
Gesamt		N=565	N=580	N=913	N=1478	N=3536

Tabelle 2:

Tabellarischer Ablauf zum Projektverlauf und zu den Inhalten der Teamsitzungen

Vorbereitungsphase	
	• Analyse der Ist-Situation, Projektauftrag • Vorstellen der Projektidee auf der Gesamtlehrerkonferenz • Vorstellen der Projektidee auf der Schulkonferenz • Schulkonferenzbeschluss zur Genehmigung des Projektes • Information der Eltern und der Zielgruppe • Gewinnen von Mitstreitern für das Projektteam
Planungsphase	
1. Teamsitzung	• Gründung des Projektteams • Wahl des Projektleiters und dessen Stellvertreters • Planung des zeitlichen Ablaufs und Festlegung der Meilensteine • Definition und Verteilung der Aufgaben - Organisation der Teamsitzungen - Organisation des Informationstransfers - Bestandsaufnahme der zur Verfügung stehenden personellen Ressourcen und Kompetenzen - Kontaktaufnahme mit potentiellen Kooperationspartnern - Bestandsaufnahme der erforderlichen finanziellen Mittel - Antrag auf Fördermittel bei der Krankenkasse
2. Teamsitzung	• **Zusammenstellung einer vorläufigen Themenliste für die Arbeitsgruppen der Projektwoche** • Terminliche und personelle Planung einer schulinternen Multiplikatorenschulung für Lehrer zum Thema Ernährung
3. Teamsitzung	• **Auswertung der Themensammlung zur Projektwoche** • **Erstellung der Listen für die Teilnahme an den einzelnen Arbeitsgruppen** • Informationsschreiben an das Kollegium und die Eltern bzgl. der Thematik und der Betreuung der einzelnen Arbeitsgruppen
4. Teamsitzung	• ***Zwischenbericht: Präsentation der Zwischenergebnisse im Team (♣)*** • **Erstellung der verbindlichen Teilnehmerlisten für die Arbeitsgruppen** • **Festlegung der Betreuung der einzelnen Arbeitsgruppen**
5. Teamsitzung	• **Beginn der detaillierten Planung der Projektwoche** - Raumplanung - Verfügbarkeit der erforderlichen Medien - Materialbeschaffung - Im Vorfeld notwendige Terminvereinbarungen für die Projektwoche
Multiplikatorenschulung (♣)	
6. Teamsitzung	• ***Zwischenbericht: Präsentation der Zwischenergebnisse im Team (♣)*** • Klärung der letzten organisatorischen Fragen zur Projektwoche • Information der Schüler über die Raumaufteilung der einzelnen Arbeitsgruppen • Information und Einladung der örtlichen Presse zum Projekt • Erstellung der Urkunden über die Teilnahme an der Projektwoche
Durchführung: Projektwoche (♣)	

<table>
<tr><td>7. Teamsitzung</td><td>• Zwischenbericht: Präsentation der Zwischenergebnisse im Team (♣)
• Klärung organisatorischer Fragen zum Ablauf der Präsentation
• Vorbereitung des Pausenverkaufs
- Klärung von Fragen zur Bestellung der Waren
- Kontaktierung des örtlichen Gesundheitsamtes bzgl. Hygieneunterweisung; Terminierung
- Information der Eltern mit Bitte um ehrenamtliche Unterstützung, Einladung interessierter Eltern zur Teilnahme an der nächsten Teamsitzung</td></tr>
<tr><td>8. Teamsitzung</td><td>• Fortlaufende Liste der Schüler (und Eltern) erstellen, die jeweils den Pausenverkauf vorbereiten und durchführen</td></tr>
<tr><td colspan="2">Durchführung: Implementierung des Pausenverkaufs (♣)</td></tr>
<tr><td>9. Teamsitzung</td><td>• Erster Erfahrungsaustausch und Analyse der Situation mit den Schülern, die bislang den Pausenverkauf durchgeführt haben</td></tr>
<tr><td>10. und 11. Teamsitzung</td><td>• Zwischenbericht: Präsentation der Zwischenergebnisse im Team (♣)
• Erfahrungsaustausch und Analyse
• Motivation der Beteiligten
• Aufnahme und Integration der Verbesserungsvorschläge
• Befragung des Projektteams</td></tr>
<tr><td>12. Teamsitzung</td><td>• Schüler- und Lehrerbefragung mittels Fragebogen vorbereiten</td></tr>
<tr><td colspan="2">Durchführung: Befragung (♣)</td></tr>
<tr><td>13. Teamsitzung</td><td>• Auswertung der Befragung
• Abschlussbericht mit Dokumentation und Auswertung des Projektes (♣)</td></tr>
<tr><td>14. Teamsitzung</td><td>• Beschlussfassung über den weiteren Verlauf des Pausenverkaufs
• Auflösung des Projektteams
• Besprechung der Abschlussfahrt</td></tr>
</table>

(♣) = Meilenstein

Tabelle 3:

Mögliche Beispiele zur Thematik und Gestaltung der einzelnen Arbeitsgruppen innerhalb der Projektwoche

Thematik	Beispiele für Ziele	Beispiele für Maßnahmen und Aktivitäten
AG 1: Ernährungs- information	Ernährungsinformationen werden recherchiert und zusammengestellt	• Recherche von Ernährungswissen (Literatur, Internet, Befragung von Fachleuten) und altersgerechte Aufbereitung der Thematik • Vergleiche mit dem in Schulbüchern dargestellten Ernährungswissen • Zusammenstellung der relevanten Informationen zur Integration in die Broschüre • Erstellen von Material für die Präsentation
AG 2: Fotografie	Eine Fotodokumentation wird erstellt	• Erstellung von Fotos von den Arbeitsgruppen und von den in AG 3 hergestellten Rezepten • Besuch eines lebensmittelverarbeitenden Betriebs (z.B. Bäckerei, Metzgerei, Biobauernhof) in Schulnähe mit Fotodokumentation • Aufbereitung des Fotomaterials für die zu erstellende Ernährungsbroschüre und die Präsentation der Projektwochenergebnisse
AG 3: Rezepte	Rezeptvorschläge werden erstellt und ausprobiert	• Rezeptvorschläge für Pausenverpflegung sammeln, entwickeln und ausprobieren • Gegenüberstellung von gesundheitlich günstiger und ungünstiger Pausenverpflegung • Berücksichtigung kultureller Gewohnheiten und Besonderheiten
AG 4: Kulturen und Essgewohnheiten	Die Essgewohnheiten in unterschiedlichen Kulturen werden ermittelt	• Befragung von Personen unterschiedlicher Kulturen zu ihren Essgewohnheiten (innerhalb der AG, auf dem Pausenhof, außerhalb der Schule) • Besuch eines ausländischen Lebensmittelgeschäftes und Ermittlung des Warenangebotes • Recherche in Literatur oder Internet
AG 5: Interview	Die Essgewohnheiten von Schülern unterschiedlicher Altersgruppen und Lehrern werden erfragt und ausgewertet	• Erstellung eines Fragebogens zum Thema Essgewohnheiten, Frühstücksgewohnheiten • Befragung von Schülern und Lehrern der Schule • Auswertung des Fragebogens
AG 6: Pausenverkauf	Ein „gesunder" Pausenverkauf wird geplant	• Besuch einer Schule, an der Schüler bereits selbst einen Pausenverkauf durchführen • Erkundigung am Gesundheitsamt nach den entsprechenden hygienischen Richtlinien • Kontaktaufnahme mit möglichen Lieferanten • Verhandlung mit ausgewählten Lieferanten bzgl. Warenangebot, Preis und Lieferbedingungen

Tabelle 4:

Tabellarischer Überblick über den möglichen Ablauf der Projektwoche

	Ablauf	Grobe Zeitplanung	Verknüpfung der einzelnen Arbeitsgruppen
1. Tag	▪ Begrüßung ▪ Vorstellung der Beteiligten, Wahl des AG-Sprechers und des Stellvertreters ▪ Ziele, Inhalte und Maßnahmen festlegen - Welche Inhalte sollen bearbeitet werden? - Rahmenziele: Was soll am Ende der Projektwoche erreicht sein? - Teilziele: Was soll am Ende des Tages erreicht sein? - Wie können die Ziele erreicht werden? - Welche Materialien und Medien sind erforderlich? - Welche personelle Unterstützung ist erforderlich? ▪ Materialbeschaffung ▪ Terminplanung ▪ Besprechung und Dokumentation der Ergebnisse	8.00-8.45 8.45-10.15 10.45-12.00 13.00-13.45 14.00-15.30	
2. Tag – 4. Tag	▪ Lagebesprechung ▪ Aktivitäten entsprechend der einzelnen Themenbereiche* ▪ Dokumentation der Ergebnisse ▪ Austausch der Ergebnisse der einzelnen Arbeitsgruppen	8.00- 8.30 8.30-14.00 14.00-14.30 14.30-16.00	Die AG-Sprecher treffen sich zum Austausch über die Ergebnisse, die übrigen Schüler führen ihre Aktivitäten fort
5. Tag	▪ Dokumentation der Gesamtergebnisse ▪ Zusammenstellung der Ergebnisse der einzelnen Arbeitsgruppen zu einer Broschüre* ▪ Vorbereitung der Präsentation*	8.00-10.00 10.30-15.30 10.30-15.30	Die Erstellung der Broschüre und die Vorbereitung der Präsentation verlaufen parallel

*Je nach Aktivitäten werden angemessene Pausen eingeplant

Tabelle 5: **Zeitablaufplan des Gesamtprojektes**

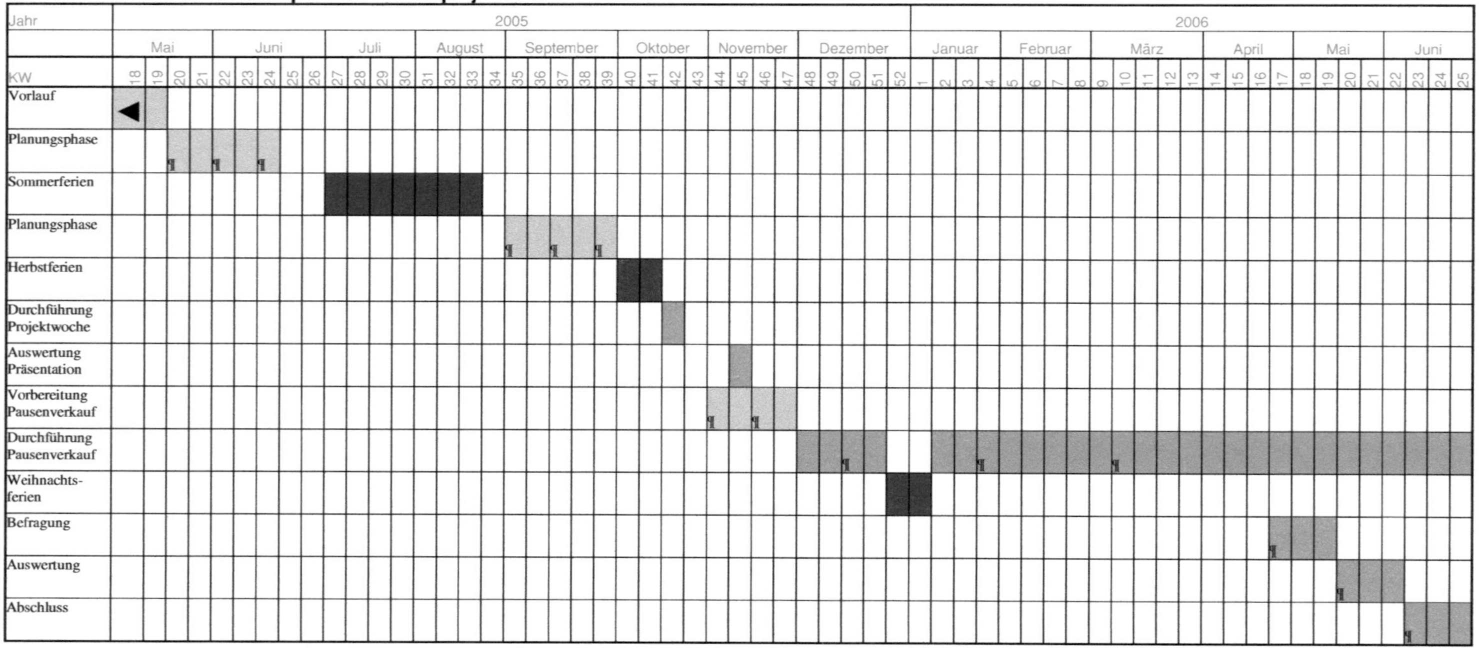

¶ : Teamsitzungen

Abkürzungsverzeichnis

AID:	Allgemeiner Informationsdienst: Infodienst Verbraucherschutz – Ernährung – Landwirtschaft
BMGS:	Bundesministerium für Gesundheit und Soziale Sicherung
BZgA:	Bundeszentrale für gesundheitliche Aufklärung
DGE:	Deutsche Gesellschaft für Ernährung
HBSC:	Health Behaviour in School-aged Children
LÖGD:	Landesinstitut für den öffentlichen Gesundheitsdienst
MFJFG:	Ministerium für Frauen, Jugend, Familie und Gesundheit des Landes Nordrhein-Westfalen
MSJK:	Ministerium für Schule, Jugend und Kinder des Landes Nordrhein-Westfalen
OPUS:	Offenes Partizipationsnetz und Schulgesundheit
ÖGDG:	Gesetz über den öffentlichen Gesundheitsdienst
WHO:	World Health Organization

Literaturverzeichnis

Arbeitsgemeinschaft der Spitzenverbände der Krankenkassen und Medizinischer Dienst der Spitzenverbände der Krankenkassen e.V. (2002): Dokumentation 2002 – Leistungen der Primärprävention und der Betrieblichen Gesundheitsförderung gemäß §20 Abs. 1 und 2 SGB V. Online im Internet: http://www.bvgesundheit.de/pdf/DokuGKV.pdf (11-11-04)

Arbeitsgemeinschaft der Spitzenverbände der Krankenkassen (2003): Gemeinsame und einheitliche Handlungsfelder und Kriterien der Spitzenverbände der Krankenkassen zur Umsetzung von §20 Abs. 1 und 2 SGB V vom 21. Juni 2000 in der Fassung vom 12. September2003. Online im Internet: http://www.vdak.de/download/leitfaden_20_sgbv_12_09_2003.pdf (02-11-2004)

Barkholz U. et al. (1997) : Gesundheitsförderung in der Schule. – Ein Handbuch für Lehrerinnen und Lehrer. Landesinstitut für Schule und Weiterbildung, Soest

Benecke H., Vogel H. (2003): Gesundheitsberichterstattung des Bundes, Heft 16: Übergewicht und Adipositas, Robert Koch Institut, Berlin

Bertelsmann H. (2003): Einführung in die Gesundheitswissenschaften. 1. Studientext des Weiterbildenden Fernstudiums „Angewandte Gesundheitswissenschaften". Überarbeitete Version. Universität Bielefeld, Hochschule Magdeburg-Stendal

BMGS: Bundesministerium für Gesundheit und soziale Sicherung (Hrsg.) (2003): gesundheitsziele.de, Forum zur Entwicklung und Umsetzung von Gesundheitszielen in Deutschland, Gesellschaft für Versicherungswissenschaft und –gestaltung e.V., Köln

BZgA (2000): Schulische Gesundheitserziehung und Gesundheitsförderung, Red. Heike Ettischer, BZgA, Köln

BZgA (2003a): Forschung und Praxis der Gesundheitsförderung, Band 20: Das Ernährungsverhalten Jugendlicher im Kontext ihrer Lebensstile. Eine empirische Studie. BZgA, Köln

BZgA (2003b): Forschung und Praxis der Gesundheitsförderung, Band 22: Gesundheitsförderung für sozial Benachteiligte. Aufbau einer Internetplattform zur Stärkung der Vernetzung der Akteure. BZgA, Köln

Czerwinski-Mast M. et al. (2003): Kieler Adipositaspräventionsstudie (KOPS). Konzept und erste Ergebnisse der Vierjahres-Nachuntersuchungen. In: Bundesgesundheitsblatt – Gesundheitsforschung – Gesundheitsschutz Jg. 46, S.727-731

Debuis J.M. (2002): Adipositas im Kindesalter: Tägliches Brot des Pädiaters? In: Paediatrica, Volume 13, 1, 9-13

DGE (1972): Ernährungsbericht 1972, Druckerei Henrich, Frankfurt

DGE (2000): Ernährungsbericht 2000, Druckerei Henrich, Frankfurt

DGE (2004): Beratungs-Standards. 6. überarbeitete und erweiterte Auflage. Druckerei V+V, Bonn

Endler S. (2002): Projektmanagement in der Schule - Projekte erfolgreich planen und gestalten. AOL-Verlag, Lichtenau

Grossmann R., Scala K (2003): Setting-Ansatz in der Gesundheitsförderung. In: BZgA (Hrsg.): Leitbegriffe der Gesundheitsförderung. 4. erweiterte und überarbeitete Ausgabe, Fachverlag Peter Sabo, Schwabenheim a.d. Selz. S. 205 f

HBSC Hessen 2002: Tabellen. Online im Internet: http://www.fb4.fh-frankfurt.de/projekte/hbsc (20-11-2004)

Heseker H. (2001): Fachwissenschaftliche Analyse von Ernährungsthemen in Schulbüchern. Online im Internet: http://www.ernaehrung-und-verbraucherbildung.de/ernaehrung_schule/Schulbuchanalyse.pdf (20-11-2004)

Heseker H., Beer S. (2004): Ernährung und ernährungsbezogener Unterricht in der Schule. In: Bundesgesundheitsblatt – Gesundheitsforschung – Gesundheitsschutz, Jg. 47, Heft 3. S. 240-245

Hurrelmann K. (1994): Familienstreß – Schulstreß – Freizeitstreß. Gesundheitsförderung für Kinder und Jugendliche, 2. unveränderte Auflage, Beltz Verlag, Weinheim und Basel

Icks A., Rathmann W. (2004): Prävention von Diabetes und Adipositas. In: Hurrelmann et al. (Hrsg.): Lehrbuch Prävention und Gesundheitsförderung, Hans Huber Verlag, Bern – Göttingen – Toronto – Seattle. S. 169-177

Kersting M. et al. (2004) : Kinderernährung in Deutschland. Ergebnisse der DONALD-Studie. In: Bundesgesundheitsblatt – Gesundheitsforschung – Gesundheitsschutz, Jg. 47, Heft 3. S. 213-218

Kolip P. (2004): Der Einfluss von Geschlecht und sozialer Lage auf Ernährung und Übergewicht im Kindesalter. In: Bundesgesundheitsblatt – Gesundheitsforschung – Gesundheitsschutz, Jg. 47, Heft 3. S. 235-239

Klocke A. (2001): Gesundheitsberichterstattung des Bundes, Heft 03/01. Armut bei Kindern und Jugendlichen und die Auswirkungen auf die Gesundheit. Robert Koch Institut, Berlin

Koch J. (2000): Projektwoche(n) – kurz und knackig. AOL-Verlag, Lichtenau

Koletzko M. et al. (2004): Herausforderung bei der Charakterisierung und der Verbesserung der Ernährungssituation im Kindes- und Jugendalter. In: Bundesgesundheitsblatt – Gesundheitsforschung – Gesundheitsschutz, Jg. 47, Heft 3. S. 227-234

Langness A. et al. (2004) : Zusammenfassung der Ergebnisse und Konsequenzen für eine jugendgerechte Prävention und Gesundheitsförderung.. In: Hurrelmann et al. (Hrsg.): Lehrbuch Prävention und Gesundheitsförderung, Hans Huber Verlag, Bern – Göttingen – Toronto – Seattle. S. 301-334

Mensink G. (2002): Ernährung und Gesundheit. In: Beiträge zur Gesundheitsberichterstattung des Bundes. Was essen wir heute? Ernährungsverhalten in Deutschland. Robert Koch Institut, Berlin. S. 9-10

Mensink G., Burger M. (2004): Was isst du? Ein Verzehrshäufigkeitsfragebogen für Kinder und Jugendliche. In: Bundesgesundheitsblatt – Gesundheitsforschung – Gesundheitsschutz, Jg. 47, Heft 3. S. 219-236

Mensink G. et al. (2002) : Eine Momentaufnahme der Ernährung in Deutschland. In: Beiträge zur Gesundheitsberichterstattung des Bundes. Was essen wir heute? Ernährungsverhalten in Deutschland. Robert Koch Institut, Berlin. S. 135-137

Ministerium für Arbeit, Gesundheit und Soziales (Hrsg.) (1995): Zehn vorrangige Gesundheitsziele für NRW, LÖGD, Bielefeld

MFJFG – Ministerium für Frauen, Jugend, Familie und Gesundheit des Landes Nordrhein-Westfalen (Hrsg.) (2002): Gesundheit von Kindern und Jugendlichen in Nordrhein-Westfalen, LÖGD, Bielefeld

MSJK - Ministerium für Schule, Jugend und Kinder des Landes Nordrhein-Westfalen (Hrsg.) (2003): Gesundheit macht Schule. OPUS NRW – Netzwerk Bildung und Gesundheit

Mühlbauer B. H. (2004): Gestaltungsmöglichkeiten im Gesundheitswesen durch innovative Projekte. 11. Studientext des Weiterbildenden Fernstudiums „Angewandte Gesundheitswissenschaften", Universität Bielefeld, Hochschule Magdeburg-Stendal

Naidoo J., Wills J. (2003): Lehrbuch der Gesundheitsförderung. 1. Auflage der deutschen Ausgabe. BZgA, Köln

ÖGDG (1997): Gesetz über den öffentlichen Gesundheitsdienst (ÖGDG) vom 25. November 1997. Online im Internet: http://www.loegd.nrw.de/1pdf_dokumente/2_gesundheitspolitik_gesundheitsmanagement/gesetze/oegdg.pdf (20-11-2004)

Pinquart M., Silbereisen R. K. (2004): Prävention und Gesundheitsförderung im Jugendalter. In: Hurrelmann et al. (Hrsg.): Lehrbuch Prävention und Gesundheitsförderung, Hans Huber Verlag, Bern – Göttingen – Toronto – Seattle. S. 63-71

Pott E. (2003): Vorwort. In: Forschung und Praxis der Gesundheitsförderung, Band 20: Das Ernährungsverhalten Jugendlicher im Kontext ihrer Lebensstile. Eine empirische Studie. BZgA, Köln

Pudel V. (2004): Prävention von Ernährungsstörungen. In: Hurrelmann et al. (Hrsg.): Lehrbuch Prävention und Gesundheitsförderung, Hans Huber Verlag, Bern – Göttingen – Toronto – Seattle. S. 111-120

Schubert I. et al. (2004): Schwerpunktbericht der Gesundheitsberichterstattung des Bundes. Gesundheit von Kindern und Jugendlichen, Robert Koch Institut, Berlin

Sozialgesetzbuch: Gesetzliche Krankenversicherung SGB V, §20 (2003): Online im Internet:

http://www.sozialgesetzbuch-bundessozialhilfegesetz.de/_buch/sgb_v.htm (20-11-2004)

Stawinoga M. (2004): Partizipation – Wege der Gesundheitsförderung in der Sekundarstufe I. Abschlussbericht (in Händen der Verfasserin)

WHO (1993): Ottawa Charta der WHO zur Gesundheitsförderung. In: Franzkowiak P., Sabo P. (Hrsg.): Dokumente der Gesundheitsförderung, Peter Sabo, Mainz. S. 182-187

Zubrägel S., Settertobulte W. (2003): Körpermasse und Ernährungsverhalten von Jugendlichen. In: Hurrelmann et al. (Hrsg.): Jugendgesundheitssurvey. Internationale Vergleichsstudie im Auftrag der Weltgesundheitsorganisation WHO, Juventa Verlag, Weinheim und München. S. 159-182